Kohlhammer

Die Autoren/die Autorin:

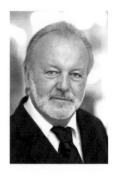

Carl Leibl, Dr. med., FA für Psychiatrie und Psychotherapie, Psychosomatische Medizin und Psychotherapie, ehem. stellv. Ärztlicher Direktor und Chefarzt der Schön Klinik Roseneck in Prien am Chiemsee. Er lehrte an der LMU und ist Supervisor, Selbsterfahrungsleiter und Mitglied in den Fachgesellschaften DÄVT, DGPPN und DGESS.

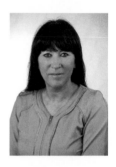

Gislind Wach, Dr. med., Fachärztin für Psychiatrie und Psychotherapie, seit 25 Jahren in eigener Praxis in Aschau/Chiemgau tätig. Ein Schwerpunkt ihrer Arbeit liegt in der Behandlung von Essstörungsbetroffenen und deren Angehörigen.

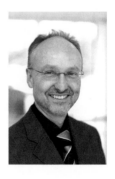

Ulrich Voderholzer, Prof. Dr. med., Ärztlicher Direktor der Schön Klinik Roseneck in Prien am Chiemsee. APL Professor an der Klinik für Psychiatrie und Psychotherapie des Universitätsklinikums Freiburg. Vorsitzender des wissenschaftlichen Beirates der Deutschen Gesellschaft Zwangserkrankungen e.V. Herausgeber der Zeitschriften VERHALTENSTHERAPIE und PSYCHup2DATE. Zu seinen wissenschaftlichen und klinischen Schwerpunkten zählen Essstörungen, Zwangsstörungen, Schlaf und Depression.

Leibl, Wach, Voderholzer

Hilferuf Essstörung

**Rat und Hilfe für
Betroffene, Angehörige
und Therapeuten**

Verlag W. Kohlhammer

1. Auflage 2018

Alle Rechte vorbehalten
© W. Kohlhammer GmbH, Stuttgart
Gesamtherstellung: W. Kohlhammer GmbH, Stuttgart

Print:
ISBN 978-3-17-022127-7

E-Book-Formate:
pdf: ISBN 978-3-17-023844-2
epub: ISBN 978-3-17-035347-3
mobi: ISBN 978-3-17-035348-0

Inhaltsverzeichnis

Vorwort – »Alles fließt« oder »Der ewige Wandel«

Auch Therapeuten unterliegen natürlich dem Gesetz des Wandels und entwickeln sich (hoffentlich) weiter. Die Autoren dieses Buches haben 1996 im Herder Verlag ein erstes Essstörungsbuch mit dem Titel »Schneewittchens Apfel« veröffentlicht, das vier Jahre später dann als Taschenbuch »Wenn die Seele hungert« neu aufgelegt wurde. Seither sind 21 Jahre vergangen, und wir haben mit vielen Betroffenen neue Geschichten erlebt, Kämpfe im Ringen um die Wiedererlangung der Gesundheit gemeinsam durchgestanden, Niederlagen verkraftet und uns über Erfolge gemeinsam freuen dürfen. Dabei haben wir auch viele neue Erfahrungen machen dürfen und uns jetzt, dank der Anregung von Herrn Poensgen vom Kohlhammer-Verlag, dazu entschlossen, diese aufzuschreiben.

Dieses Buch erhebt keinen Anspruch auf Vollständigkeit. Weder wir noch sonst irgendjemand hat das »Herrschaftswissen« oder kann sich gar anmaßen, diese Erkrankungen »zu heilen«. Aber immer wieder gelingt es ernsthaft Suchenden doch, für sich Neuland zu entdecken, und diese Pioniere sind auch die eigentlichen Ghostwriter dieses Buches, denen wir lediglich eine Stimme verleihen. Ihnen sei von Herzen gedankt, und wir hoffen, dass etwas von ihrem Mut, ihrer Kraft und ihrem Durchhaltevermögen in diesem Buch an andere Betroffene oder an Therapeuten transportiert wird, die mit dieser Problematik zu arbeiten sich vorgenommen haben.

Wie auch bei seinen beiden Vorgängern kann dieses Buch bei drei als Therapeuten schreibenden Autoren nicht aus einem Guss sein: Carl Leibl hat sich dank seiner Erfahrung im klinischen Bereich einer großen psychosomatischen Klinik bereit erklärt, den ärztlichen und therapeutischen Bereich zu beschreiben, wie er sich aus dem Klinikalltag ergibt. Gislind Wach ist seit 25 Jahren in eigener psychotherapeutischer Praxis niedergelassen, arbeitet schwerpunktmäßig mit essgestörten Frauen und wird mehr aus den Therapiestunden direkt berichten. Ulrich Voderholzer ist seit 2010 ärztlicher Direktor und Chefarzt der Schön Klinik Roseneck und hat die Weiterentwicklung des Essstörungskonzepts klinisch und wissenschaftlich gefördert und führt aktuell zusammen mit seiner Arbeitsgruppe zahlreiche wissenschaftliche Studien bei Essstörungen durch.

Statt der einen großen Erleuchtung vielleicht einzelne kleine Lichtfunken, beim Lesen gute Inspiration – gelegentlich ergibt sich damit ja ein sogenannter Dominoeffekt, und entscheidende andere Steine können angestoßen werden: das wünscht von Herzen Ihr Autorenteam zur jetzigen Neuerscheinung.

Carl Leibl
Gislind Wach
Ulrich Voderholzer

Prien am Chiemsee, im Frühjahr 2018

1

Gestörtes Essverhalten – Essstörung – Krankheit

Essstörungen gehören zu den gefährlichsten Krankheiten bei Jugendlichen und im jungen Erwachsenenalter. Insbesondere für die Magersucht besteht eine hohe Sterblichkeitsrate von bis zu 20 Prozent. Es ist ein Phänomen für diese Erkrankungen und insbesondere die Magersucht, dass sie nur dort auftreten, wo das Heilmittel, nämlich die Nahrung, im Überfluss vorhanden ist. Im Rahmen unserer ärztlichen Tätigkeit haben wir keine so gefährliche Krankheit kennengelernt, bei der es sich ähnlich verhält. Eine weitere Besonderheit besteht darin, dass die Betroffenen häufig über lange Zeit, nicht selten über Jahre versuchen, die Krankheit heimlich zu leben und nicht bereit sind, sich Hilfe zu suchen. Sie berichten, dass es oft

Monate und Jahre gedauert hat, bis sie sich darüber im Klaren waren, dass ihr Essverhalten massiv gestört ist und dass es bereits das Ausmaß einer gefährlichen Krankheit erreicht hat. Der Einstieg in eine Essstörung wird von den Betroffenen wie auch vom Umfeld häufig belobigt und als Leistung gewürdigt, insbesondere, wenn sie dem Diktat des gängigen Schlankheitsideals entspricht. Der damit verbundene Leidensdruck, der soziale Rückzug und das mangelnde Selbstwertgefühl werden akzeptiert, um nach außen hin weiter zu funktionieren und nicht selten besondere Leistungen zu bringen. Die Frage, ob es sich nur um eine vorübergehende Störung handelt, oder ob bereits ein ausgeprägtes Krankheitsbild vorliegt, wird immer wieder hinausgezögert und häufig wird Hilfe viel zu spät in Anspruch genommen. Dabei haben auch viele Angst und ärgern sich, zu schnell in eine Schublade gesteckt zu werden. Sie sehen sich dann durch äußeren Druck zu einer Verhaltensänderung gezwungen, zu der sie selbst noch gar nicht bereit sind. Andererseits sind Familienangehörige und Freunde eher entlastet, wenn sie dem Kind einen Namen geben können. Sie haben dann eine Erklärung für ihre Hilflosigkeit, dass sie selbst die Krankheit zwar gespürt und auch unter ihr gelitten haben, sie aber nicht konkret beurteilen konnten.

Interessant ist, dass sich im Internet Foren gebildet haben, insbesondere das Forum »Pro Ana«, die zu einer massiven Reduktion der Nahrungsaufnahme und zu einem Zelebrieren des extremen Dünnseins des Körpers aufrufen und damit Erfolg und Attraktivität in Aussicht stellen. Es werden Gebote zum Dünnsein und Wege, wie man zum Ziel gelangt, vermittelt, und wer sich an diese hält, ist »Pro Ana«. Die Gefährlichkeit solcher Seiten ist unbestritten, weil die Anorexie verherrlicht wird, eine Identifikation mit negativem Verhalten erfolgt, Nachahmungseffekte gefördert werden und eine gewisse Faszination für die Erkrankung entstehen kann. Bestenfalls können sie vielleicht einige Betroffene oder ihre Angehörigen wachrütteln und aufzeigen, in welche Sackgasse sie bereits geraten sind.

Wir werden in den weiteren Kapiteln die verschiedenen Krankheitsbilder und auch begleitende psychische Störungen darstellen. Hier möchten wir kurz zeigen, worauf Personen, die sich für eine Essstörung gefährdet sehen oder bereits davon betroffen sind, achten sollten. Es geht darum, sich ehrlich die Frage zu stellen, in wie weit die Sorge um Gewicht, Aussehen und Körperform ein Ausmaß erreicht hat, das unverhältnismäßig viel Zeit in Anspruch nimmt, mit großen Angstgefühlen bei Gewichtszunahme verbunden ist, auch wenn die Waage sich im Normalgewichtsbereich hält oder bereits ein mehr oder weniger ausgeprägtes Untergewicht objektiv vorhanden ist. Bei praktisch allen Essstörungen besteht das Gefühl, zu fett zu sein. Körperschemastörungen, die darin bestehen, bestimmte Körperstellen wie z. B. Bauch, Hüften, Oberschenkel oder Po trotz Untergewicht als zu voluminös zu empfinden, können Alarmzeichen sein (Voderholzer et al., 2016).

Weitere Signale, auf die es zu achten gilt, sind (Voderholzer et al., 2016):

◆ Die hochgradige und zeitintensive Beschäftigung mit Nahrung, das ständige Kalorienzählen oder das Zählen von Inhaltsstoffen, insbesondere der Fettanteile in der Nahrung. Dies stellt letztlich kein gutes Ernährungswissen dar, sondern dient dem Angstabbau und mindert die Angst vor dem vermeintlichen Kontrollverlust.
◆ Bei der Nahrungsauswahl in Geschäften, beim Einkauf und beim Zubereiten wird immer mehr zu Diätprodukten oder zu einseitigen Nahrungsmitteln gegriffen.
◆ Bei kritischer Selbstbetrachtung fällt auf, dass das Essen ritualisiert wird. Auf dem Teller werden Nahrungsmittel hin- und hergeschoben oder es wird im Essen gestochert, ohne dass eine normale, genussvolle Nahrungsaufnahme stattfinden kann.

Ernstere Alarmzeichen sind (Voderholzer et al., 2016):

◆ Das Ausbleiben der Regelblutung bei sonst unauffälligem gynäkologischen Befund,
◆ Depressive Verstimmungen, mangelndes Selbstwertgefühl, schnelle Verunsicherung und Neigung zu Stimmungsschwankungen,

* Heimlichkeit und Schamgefühle in Bezug auf Essen,
* Kontaktabbruch zu Freunden, vermehrte Isolation und Einzelgängertum,
* Selbst herbeigeführtes Erbrechen, Kontrollverlust beim Essen etc.

All dies sind Anzeichen, die Betroffene bei sich selbst kritisch sehen können, die aber auch bei offenen Augen vielleicht Freunden, Bekannten oder Familienmitgliedern von Betroffenen auffallen können. Essstörungsbetroffene selbst sind in der Regel besonders kritische Beobachter ihrer Umwelt. Sie nehmen das Essverhalten ihrer Umgebung durchaus objektiv wahr und haben auch kein Problem, Figur oder Gewicht anderer realistisch einzuschätzen. Diese Fähigkeit ist jedoch für ihre Eigenbetrachtung nicht mehr vorhanden. Gerade in einer Klinik, umgeben von vielen Betroffenen, fällt es ihnen nicht schwer, auch Patienten anderer Stationen oder therapeutisches Personal kritisch bei deren Essverhalten zu beobachten und sich selbst Gedanken über mögliche Essstörungserkrankungen anderer zu machen. Das liegt sicher auch daran, dass sie die Tricks bestens kennen: Es wird einer Essstörungsbetroffenen schneller auffallen, wenn jemand nach den Mahlzeiten kurz verschwindet und eventuell mit geröteten Augen oder verunsichert wieder zum Tisch zurückkehrt oder betont seine Unsicherheit überspielt, weil sie/er soeben auf der Toilette erbrochen hat.

Die Einnahme von Abführmitteln ist ein weiteres Alarmsignal und kann zu extremen Ausmaßen von bis zu 100 oder noch mehr Abführtabletten pro Tag führen.

Essstörungen wie Magersucht und Fettsucht, die sich klassischer Weise auch durch das Gewicht offenbaren, sind nach außen hin scheinbar leicht zu erkennen. Doch sollte niemand voreilige Schlüsse ziehen, da es selbstverständlich sehr dünne Menschen geben kann und ebenfalls dicke, die durchaus psychisch und auch körperlich gesund sind. Es gibt Genussesser, die zu viel essen und sich zu wenig bewegen und damit körperliche Risikofaktoren in Kauf nehmen, jedoch von einer Essstörung im engeren Sinn weit entfernt sind. Ebenso kann es sehr schlanke Menschen geben, die rein gewichtsmäßig die Kriterien für eine leichte Magersucht erfüllen, jedoch keine

Essstörung aufweisen. Deshalb ist es wichtig, Essstörungen immer im Gesamten als psychosomatische Erkrankungen zu betrachten und damit auch die psychischen Störungen, die mit diesen verbunden sind, zu erfassen.

Das Auftreten eines Symptoms, auch wenn es sehr schwerwiegend ist, muss noch lange nicht bedeuten, dass eine Krankheit besteht. Erst wenn mehrere Symptome zusammenkommen, kann eine Diagnose gestellt werden. Das gilt übrigens auch bei anderen Krankheiten. Da Essstörungen psychosomatische Erkrankungen sind, müssen Symptome sowohl auf der körperlichen Ebene wie auch auf der seelischen Ebene bestehen. Sie beeinflussen sich dann wechselseitig.

»Wie und warum wird jemand krank?« Bei einer Essstörungserkrankung spielen sicher unterschiedliche Faktoren eine Rolle. Darüber hinaus besteht für die jeweilige Person auf jeden Fall eine gewisse Veranlagung für eine Essstörung (Culbert et al., 2015; Trace et al., 2013). Nur so ist zu erklären, dass unter doch sehr gleichen Umständen der eine Mensch an einer schweren Essstörung erkrankt, der andere jedoch nicht. Im Folgenden listen wir eine Auswahl von individuellen Eigenschaften auf, die die Gefahr in sich tragen, dass eine Person eine Essstörung entwickelt (Voderholzer et al., 2012):

- Ein alles umfassendes Gefühl von Unzulänglichkeit.
- Das Gefühl, überwiegend auf die Erwartungen der Umwelt zu reagieren und große Unsicherheit, zu den eigenen Wünschen und Bedürfnissen zu stehen und diese zu artikulieren.
- Ein ausgeprägtes Unsicherheitsgefühl, verbunden mit Angst und der Unfähigkeit, sich selbst als Individuum mit Stärken und Neigungen zu betrachten.
- Das Gefühl, für neue Erfahrungen und Erwartungen nicht gerüstet zu sein. Solche Gefühle sind häufig verbunden mit Katastrophendenken, Selbstabwertung und wiederum Minderwertigkeit.
- Die tiefe Angst vor Unfähigkeit und die Gewissheit, von anderen als nutzlos und wertlos angesehen zu werden.

15

+ Eine offensichtliche Fehlwahrnehmung der eigenen Körperausmaße und der Figur. Dies ist besonders ausgeprägt bei der Magersucht bzw. bei einer anorektischen Symptomatik.

+ Die Tendenz, sich an kindliche Verhaltensmuster und kindliche Denkweisen zu klammern und sich nicht die Berechtigung zu geben, erwachsen zu sein.

+ Eine herabgesetzte Wahrnehmung von inneren Gefühlen wie Hunger, aber auch anderer Körpersignale wie z. B. Kälte oder Schmerz.

+ Oft erleben die Betroffenen eine schwierige Pubertät mit Angst und Unsicherheit in Bezug auf die eigene Geschlechtsrollenfindung.

+ Offensichtliche Dickleibigkeit und Fettsucht und damit verbunden immer wieder das mangelnde Selbstwertgefühl.

+ Das Hin-und-her-Schwanken zwischen Kontrolle und Kontrollverlust ist mit großen Gefühlsschwankungen, Selbstwertverlust und abwertenden Gefühlen verbunden. Dem Kontrollverlust folgen in der Regel gegensteuernde Maßnahmen mit Erbrechen, Crash-Diäten, exzessivem Sport oder depressiver Selbstabwertung. Das Aufrechterhalten der Kontrolle mit ständiger Nahrungseinschränkung bedingt körperliche und psychische Beeinträchtigungen und ist besonders gefährlich, wenn es zwischendurch auch immer wieder mit Kontrollverlust in Form von Heißhungeranfällen verbunden ist.

Wenn nun all diese Faktoren zusammentreffen, muss jemand dann zwangsläufig eine Essstörung entwickeln? Oft kommt es zu folgendem, relativ typischen Ablauf: Es stellt sich eine gestörte Wahrnehmung in Bezug auf die eigene Figur und auf Körpergewicht ein. Beherrschend wird die Frage: Wie wirke ich nach außen? Diese Betroffenen versuchen zunächst, ihr Selbstwertgefühl zu erhöhen, und zwar durch rigoroses Fasten, mithilfe von Diäten, die in Verbindung mit Fitnessprogrammen zur Gewichtsreduktion eingesetzt werden. Aus diesem extremen Essverhalten entstehen dann die bekannten Heißhungerattacken. Die Betroffenen verlieren tatsächlich die Kontrolle: Jo-Jo-Diäten führen letztlich zu höherem Gewicht, extremes Fasten zu extremer Gewichtsabnahme. Essstörungen entstehen also aus dem Gefühl heraus, eine Lösung für das gestörte Selbstwertgefühl zu finden. Beeindruckend ist es immer wieder, wenn Betroffene selbst berichten, dass sich sowohl in ihren extrem magersüchtigen Phasen, aber auch, wenn sie deutlich fettsüchtig waren, der Umgang mit Essen so sehr gar nicht verändert hat. In jedem Falle handelt es sich um eine zeitlich überwiegende Beschäftigung mit der Nahrung, mit dem Gewicht, mit der Figur. Andere Bereiche, die gerade in diesem Zeitraum wichtig gewesen wären, wie Kontakte zu Freunden, Klärungen in der Familie, im Berufsleben etc. wurden nicht bearbeitet, da gar keine Zeit dafür blieb. Hier wird offensichtlich, dass die Essstörung auch dazu dienen kann, andere Angst machende Bereiche auszublenden, indem sich alles ums Essen oder Nichtessen dreht. In der Essstörung drückt sich oft ein defektes Selbstkonzept aus, das die Angst vor innerer Leere oder vor einer Schlechtigkeit, die unter allen Umständen verborgen bleiben muss, schützt und vermeintlich den Umgang damit erleichtert.

>>So legten das Warum des gestörten Eßverhaltens und seine große Vielfalt die Frage nahe, wie eine Körperfunktion, die so lebensnotwendig und grundlegend wie die Nahrungsaufnahme, sich auf eine Weise entwickeln konnte, daß sie mißbräuchlich in den Dienst von Bedürfnissen gestellt werden konnte, die nichts mit der Ernährung zu tun haben.<< (Bruch, 1992, S. 64/65).

Gestörtes Essverhalten, das eine kürzere Zeit als Diätversuch oder als Ausdruck einer kurzfristigen Unsicherheit oder auch als falsch verstandene Fitness besteht, muss dennoch keine Krankheit sein. Es kann aber den Einstieg in ein essgestörtes Verhalten und die entsprechende Krankheit bedeuten. Dabei sind die Grenzen der verschiedenen Essstörungen nicht selten fließend.

Abstrakt betrachtet geht es bei Essstörungen – und dies sowohl bei Magersucht als auch bei Bulimie und bei der Binge-Eating-Störung – immer um die drei Begriffe Externalität, Emotionalität und Restriktion.

Externalität bedeutet dabei, dass Nahrung im Überfluss vorhanden sein muss, Nahrung auch nicht mehr der Sättigung von Hunger dient, sondern eher den Appetit anregt und das Gefühl vermittelt, dass durch die Aufnahme dieser Nahrung positive Gefühle entstehen.

In der Werbung werden die Produkte häufig mit der Hoffnung bzw. trügerischen Illusion verbunden, dass auch noch Schlankheit erzielt werden kann, da es sich um kalorienreduzierte Produkte handelt – als ob durch Essen Schlankheit entstehen könnte.

Emotionalität: Den Betroffenen ist mehr oder weniger bewusst, dass durch Essen oder Nichtessen Gefühle manipuliert werden können. Man denke nur an das Süßigkeitsangebot in der Nähe der Registrierkassen in Supermärkten, aber auch an die Versprechung der Werbung, dass durch Diät und Fasten Wohlbefinden, Erfolg und Attraktivität entstehen.

Restriktion: Dies scheint der körperliche Motor zu sein, der eine Essstörung aufrechterhalten kann und viele Gedanken ins Gehirn produziert. Jeder verkaufsorientierte Supermarkt wünscht sich Kunden, die hungrig zum Einkaufen erscheinen und sich von einem Nahrungsangebot anlocken lassen, das sie zu ihrer eigentlichen Hungerstillung überhaupt nicht benötigen.

Früher unterschied man zwischen sog. summendem und winkendem Essen. Dargestellt an einem Beispiel kann man sich das so vorstellen: Nach einer anstrengenden, eindrucksvollen Wanderung erreichen wir eine bevorratete, jedoch nicht bewirtschaftete Berghütte. Es findet sich ein großer Laib Brot, etwas Käse, Speck, Gemüse und vor der Türe ein Brunnen mit frischem Quellwasser. Genug also, um sich satt zu essen. Alle sind zufrieden und genießen den Ausblick. Inzwischen hat sich der Besitzer der Hütte allerdings entschlossen, die Hütte zu bewirtschaften und kommt mit einem Geländewagen angefahren, in dem sich Köstlichkeiten wie verschiedene Kanapees, Pralinen, Süßigkeiten und weitere Delikatessen befinden. Selbst ein Gesättigter wird in Versuchung geraten, umso mehr jemand, der sich gerade die Restriktion auferlegt hat.

Bei all den bisherigen Darstellungen wird klar, dass sich Essstörungen in allen Gewichtsbereichen bewegen können und die Übergänge fließend sind. Die folgende Grafik (▶ Abb. 1) zeigt die Unterteilung der unterschiedlichen Gewichtsklassen in den verschiedenen Krankheitsbildern von Essstörungen.

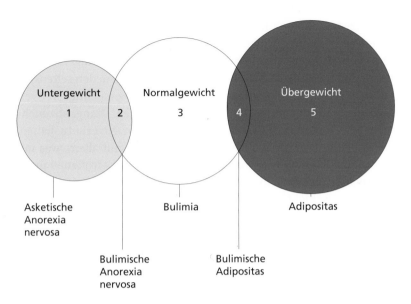

Abb. 1: Schema der diagnostischen Unterteilung und der fließenden Übergänge von Essstörungen (nach Fichter 1988)

1.1 Magersucht/Anorexia nervosa (AN)

Die Magersucht ist eine psychosomatische Erkrankung im engeren Sinn, d. h., es finden sich Auswirkungen und Störungen auf der körperlichen Seite ebenso wie im psychischen Bereich, die sich wechselseitig beeinflussen und bedingen können. Der Begriff der Magersucht weist zum einen auf den suchtartigen Charakter dieser Erkrankung hin, dürfte aber begrifflich ebenso sehr zu sehen sein unter der Umwandlung des Wortes »magersiech«: Dieses Adjektiv kommt von Magersiechtum und geht wohl auf die ersten Fälle zurück, die oft tödlich ausgingen. Der Begriff Anorexia nervosa wiederum, der von dem Engländer Sir William Gull geprägt wurde

19

und inzwischen auch international dieses Krankheitsbild benennt, ist etwas irreführend, denn Anorexia nervosa bedeutet übersetzt »frei von Hunger« bzw. »frei von Begierde«. Wer Magersüchtige kennt und mit ihnen arbeitet, wird feststellen, dass in den seltensten Fällen eine echte Appetitlosigkeit besteht. Magersüchtige verweigern die Nahrung aktiv, sie haben den extremen Drang, abzunehmen bzw. das niedrige Gewicht auf niedrigem Niveau zu halten. Gleichzeitig beschäftigen sie sich ganz intensiv mit allem, was mit Nahrung und Ernährung zu tun hat. Obwohl die Betroffenen meist wahre Meister sind, ihren mageren, ausgemergelten Körper mit Kleidung geschickt zu kaschieren, ist ihr ausgeprägtes Untergewicht mit das hervorstechendste Merkmal. Neben dem gestörten Essverhalten und dem Untergewicht spielen die Störung der Wahrnehmung sowie der angemessene Ausdruck von Gefühlen eine Rolle, verbunden mit mangelndem Selbstwertgefühl und häufig überangepasster Leistungsbereitschaft.

Exkurs: Franz Kafkas »Hungerkünstler«
Besonders beeindruckend zeigt sich die Darstellung der Magersucht in der Beschreibung von Kafka in der Geschichte des Hungerkünstlers. Der Hungerkünstler gibt seine Gedanken preis und äußert, dass es zwar eine Leistung ist, zum Hungerkünstler zu werden, es allerdings kein Problem bedeutet, Hungerkünstler zu sein. Es sei die leichteste Sache der Welt. Der entscheidende Satz lautet allerdings: »Glaubt mir, wenn ich die Nahrung bekommen hätte, die ich bräuchte, ich hätte gegessen, wie jeder andere auch.« Wenn diese Sequenzen mit schwer Magersüchtigen behandelt werden, ist es immer wieder interessant, mit ihnen zu erarbeiten, was der Hungerkünstler wohl gebraucht hätte. Sehr häufig geht es um Anerkennung und Wertschätzung der Patienten ihrer selbst willen, das Freiwerden von Gedanken, das beinhaltet, dass vor allem Leistung erbracht werden muss, um den vermeintlichen Anforderungen anderer gerecht zu werden, der Ausdruck von Gefühlen und das sich unbeschwert Fühlen, ohne sich ständig im

Kontext von Erwartungen zu sehen. Aber auch noch viele andere Fantasien sind möglich.

Zunächst soll im Folgenden auf die Kriterien eingegangen werden, die die diagnostische Zuordnung einer Essstörung zum Krankheitsbild Anorexia nervosa erlauben. Inzwischen hat sich der Body-Mass-Index (BMI) als das maßgebliche Instrument erwiesen, die Gewichtskriterien für Magersucht festzulegen. Der Body-Mass-Index errechnet sich folgendermaßen:

$$BMI = \frac{\text{Körpergewicht}}{(\text{Körpergröße in m})^2}$$

Bei einem Körpergewicht von 70 kg und einer Körpergröße von 1,70 Metern würde dies bedeuten:

$$BMI = \frac{70\,kg}{(1,70\,m)^2} = \frac{70\,kg}{2,89\,m^2} = 24,22\,\frac{kg}{m^2}$$

Der Body-Mass-Index erscheint für die meisten Menschen sinnvoll. Er kann allerdings bei Menschen mit einer sehr hohen Muskelmasse zu einem verzerrten Ergebnis führen Dort wird er deutlich zu hohe Werte anzeigen. Auch die Grenzziehungen des BMI erscheinen grundsätzlich etwas willkürlich. Dennoch steht mit dem Body-Mass-Index das zurzeit valideste Instrument zur Verfügung, um die Gewichtskriterien für Essstörungen festzustellen. Auch für Betroffene ist es sinnvoll, sich von magischen Kilogrammgrenzen inhaltlich zu distanzieren und den Body-Mass-Index, der auch die Körperoberfläche mit beinhaltet, als das Maß für Über-, Unter- oder Normalgewicht zu sehen.

Wichtig ist sodann vor allem die Beschreibung der verzerrten, nicht korrigierbaren Einstellungen zu Essen, Nahrung und Gewicht, die bei magersüchtigen Menschen trotz Hunger, Ermahnung, Bekräftigung oder Drohung weiter bestehen. So wird die Krankheit verleugnet und der notwendige Kalorienbedarf nicht wahrgenommen. Es besteht anscheinend eine Freude am Gewichtsverlust mit Anzeichen dafür, dass die Nahrungsverweigerung als angenehm

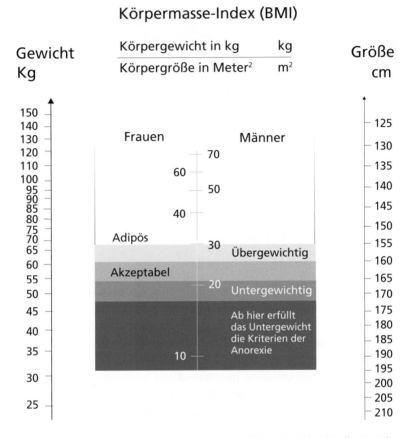

Körpermasse-Index (BMI)

Gewicht Kg $\dfrac{\text{Körpergewicht in kg}}{\text{Körpergröße in Meter}^2} \quad \dfrac{\text{kg}}{\text{m}^2}$ **Größe cm**

Abb. 2: Body-Mass-Index (BMI). Markieren Sie an der linken Skala Ihr aktuelles Gewicht und an der rechten Skala die Körpergröße und ziehen Sie eine Verbindungslinie. In der Mitte können Sie dann Ihren aktuellen BMI-Wert ablesen.

erlebt wird. Das Körperidealbild ist geprägt von extremer Schlankheit bis hin zur Auszehrung. Auffällig erscheint das ungewöhnliche Horten von Esswaren.

Es dürfen keine organischen Erkrankungen bestehen, auf die die Gewichtsabnahme und der Gewichtsverlust zurückgeführt werden können. Auch sollte keine andere psychische Erkrankung, insbesondere keine endogene Depression, Schizophrenie oder Zwangsneurose bzw. Phobie vorliegen.

Es finden sich zudem häufig folgende weitere Symptome:

* Lanugobehaarung (übermäßige Körperbehaarung mit sehr feinen Haaren),
* Amenorrhöe,
* niedrige Pulsfrequenz von unter 60 Schlägen pro Minute,
* periodenweise körperliche Überaktivität,
* Fressattacken und gegebenenfalls
* selbst induziertes Erbrechen.

Um einen aktuellen Überblick zu geben, welche Verhaltensstörungen heute als diagnostische Kriterien für die Diagnose einer Anorexia nervosa notwendig sind, werden in der folgenden Tabelle die Diagnosekriterien nach ICD-10 (International gültige, aktuelle Krankheitsklassifikation der Weltgesundheitsorganisation, WHO) und DSM-5 (neueste, 2013 erschienene Fassung des Diagnostischen Statistischen Manuals psychischer Erkrankungen der American Psychiatric Association) dargestellt. Änderungen für das Störungsbild der Anorexia Nervosa im DSM-5 betreffen u. a. die Abschaffung von Formulierungen, die den Patienten absichtliches bzw. willkürliches Verhalten unterstellten und so zu einer Stigmatisierung von Betroffenen und Angehörigen führten. Des Weiteren wurde die Amenorrhöe als diagnostisches Kriterium der AN im DSM-5 entfernt, da diese weniger als Voraussetzung denn als organische Konsequenz des Störungsbildes zu sehen ist. Mit der Einführung des DSM-5 vollzog sich auch die Abschaffung der Voraussetzung eines Gewichtsverlustes von mindestens 15 % des Körpergewichtes, die durch, unter Beachtung von Alter, Geschlecht, körperlicher Gesundheit und Entwicklungsverlauf, die Feststellung eines signifikant niedrigen Körpergewichts ersetzt wurde (Fisher et al., 2015). Die atypische Ausprägung der Anorexia Nervosa, bei der zwar alle diagnostischen Kriterien der AN erfüllt werden, das Körpergewicht jedoch trotz des Gewichtsverlustes noch im bzw. über dem Normalbereich liegt, wird über die eingeführte Störungskategorie der »anderen nicht näher bezeichneten Fütter- oder Essstörungen« (F50.8) kodiert.

Tab. 1: Diagnostische Kriterien der Anorexia Nervosa nach ICD-10 und DSM-5 (Abdruck erfolgt mit Genehmigung vom Hogrefe Verlag Göttingen aus dem Diagnostic and Statistical Manual of Mental Disorders, Fifth Edition, © 2013 American Psychiatric Association, dt. Version © 2015 Hogrefe Verlag.)

ICD-10 Kriterien Anorexia Nervosa	DSM-5 Diagnosekriterien Anorexia Nervosa
A: Tatsächliches Körpergewicht mindestens 15 Prozent unter dem erwarteten (entweder durch Gewichtsverlust herbeigeführt oder ein nie erreichtes Gewicht) oder Quetelets-Index (BMI in kg/m^2) von 17,5 oder weniger. (Bei Patienten in der Vorpubertät kann die erwartete Gewichtszunahme während der Wachstumsperiode ausbleiben). B: Der Gewichtsverlust ist selbst herbeigeführt durch: ♦ Vermeidung von hochkalorischen Speisen sowie eine oder mehrere der folgenden Verhaltensweisen: ♦ selbst induziertes Erbrechen (purging-Verhalten); ♦ selbst induziertes Abführen (purging-Verhalten); ♦ übertriebene körperliche Aktivität; ♦ Gebrauch von Appetitzüglern oder Diuretika (purging-Verhalten) C: Körperschema-Störung in Form einer spezifischen psychischen Störung: Die Angst, zu dick zu werden, besteht als eine	A. Eine in Relation zum Bedarf eingeschränkte Energieaufnahme, welche unter Berücksichtigung von Alter, Geschlecht, Entwicklungsverlauf und körperlicher Gesundheit zu einem signifikant niedrigen Körpergewicht führt. *Signifikant niedriges Gewicht* ist definiert als ein Gewicht, das unterhalb des Minimums des normalen Gewichts oder, bei Kindern und Jugendlichen, unterhalb des minimal zu erwartenden Gewichts liegt. B. Ausgeprägte Angst vor einer Gewichtszunahme oder davor, dick zu werden, oder dauerhaftes Verhalten, das einer Gewichtszunahme entgegenwirkt, trotz des signifikant niedrigen Gewichts. C. Störung in der Wahrnehmung der eigenen Figur oder des Körpergewichts, übertriebener Einfluss des Körpergewichts oder der Figur auf die Selbstbewertung oder anhaltende fehlende Einsicht in Bezug auf den Schweregrad des gegenwärtig geringen Körpergewichts. **Codierhinweis:** Der ICD-10-CM-Code ist abhängig vom Subtyp (siehe unten).

Tab. 1: Diagnostische Kriterien der Anorexia Nervosa nach ICD-10 und DSM-5 (Abdruck erfolgt mit Genehmigung vom Hogrefe Verlag Göttingen aus dem Diagnostic and Statistical Manual of Mental Disorders, Fifth Edition, © 2013 American Psychiatric Association, dt. Version © 2015 Hogrefe Verlag.) – Fortsetzung

ICD-10 Kriterien Anorexia Nervosa	DSM-5 Diagnosekriterien Anorexia Nervosa
tief verwurzelte, überbewertete Idee. Die Betroffenen legen eine sehr niedrige Gewichtsschwelle für sich selbst fest.	
D: Eine endokrine Störung auf der Hypothalamus-Hypophysen-Gonaden-Achse. Sie manifestiert sich bei Frauen als Amenorrhö und bei Männern als Libido- und Potenzverlust. (Eine Ausnahme ist das Persistieren vaginaler Blutungen bei anorektischen Frauen mit einer Hormonsubstitutionsbehandlung zur Kontrazeption). Erhöhte Spiegel von Wachstumshormon und Kortisol, Änderungen des peripheren Metabolismus von Schilddrüsenhormonen und Störungen der Insulinsekretion können ebenfalls vorliegen.	
Bei Beginn der Erkrankung vor der Pubertät ist die Abfolge der pubertären Entwicklungsschritte verzögert oder gehemmt (Wachstumsstopp; fehlende Brustentwicklung und primäre Amenorrhö bei Mädchen; bei Knaben bleiben die Genitalien kindlich).	
Bestimmung des Subtyps: F50.00 Anorexia nervosa vom restriktiven Typus F50.01 Anorexia nervosa vom Binge/Purging-Typus	*Bestimme, ob:* **(F50.01) Restriktiver Typ:** Während der letzten 3 Monate hat die Person keine wiederkehrenden Essanfälle gehabt oder kein »Purging«-Verhalten (d. h. selbstinduziertes Erbrechen oder Missbrauch von Laxanzien, Diuretika oder Klistieren) gezeigt. Dieser Subtyp beschreibt Erscheinungsformen, bei denen der Gewichtsverlust in erster Linie. durch Diäten, Fasten

25

Tab. 1: Diagnostische Kriterien der Anorexia Nervosa nach ICD-10 und DSM-5 (Abdruck erfolgt mit Genehmigung vom Hogrefe Verlag Göttingen aus dem Diagnostic and Statistical Manual of Mental Disorders, Fifth Edition, © 2013 American Psychiatric Association, dt. Version © 2015 Hogrefe Verlag.) – Fortsetzung

ICD-10 Kriterien Anorexia Nervosa	DSM-5 Diagnosekriterien Anorexia Nervosa
	und/oder übermäßige körperliche Bewegung erreicht wird. **(F50.02) Binge-Eating/Purging-Typ:** Während der letzten 3 Monate hat die Person wiederkehrende »Essanfälle« gehabt oder »Purging«-Verhalten (d. h. selbstherbeigeführtes Erbrechen oder Missbrauch von Laxanzien, Diuretika oder Klistieren) gezeigt.
Bei Remission während der Pubertät: Nach Remission wird die Pubertätsentwicklung häufig normal abgeschlossen; die Menarche tritt aber verspätet ein.	*Bestimme, ob:* **Teilremittiert:** Nachdem zuvor alle Kriterien für Anorexia Nervosa erfüllt waren, wird Kriterium A (niedriges Körpergewicht) seit einem längeren Zeitraum nicht erfüllt, während entweder Kriterium B (starke Angst vor Gewichtszunahme oder davor, dick zu werden, oder dauerhaftes Verhalten, das einer Gewichtszunahme entgegenwirkt) oder Kriterium C (Störung in der Wahrnehmung der eigenen Figur und des Körpergewichts) weiterhin erfüllt ist. **Vollremittiert:** Nachdem zuvor alle Kriterien für Anorexia Nervosa erfüllt waren, wird keines der Kriterien seit einem längeren Zeitraum erfüllt.
	Bestimme den aktuellen Schweregrad: Die minimale Ausprägung des Schweregrades wird bei Erwachsenen durch den gegenwärtigen Body-Mass-Index (BMI, siehe unten) oder, bei Kindern und Jugendlichen, durch die BMI-Perzentile bestimmt. Die BMI-Spannweiten (siehe

Tab. 1: Diagnostische Kriterien der Anorexia Nervosa nach ICD-10 und DSM-5 (Abdruck erfolgt mit Genehmigung vom Hogrefe Verlag Göttingen aus dem Diagnostic and Statistical Manual of Mental Disorders, Fifth Edition, © 2013 American Psychiatric Association, dt. Version © 2015 Hogrefe Verlag.) – Fortsetzung

ICD-10 Kriterien Anorexia Nervosa	DSM-5 Diagnosekriterien Anorexia Nervosa
	unten) stammen aus der Klassifizierung der Weltgesundheitsorganisation (WHO) von Untergewicht für Erwachsene. Für Kinder und Jugendliche sollten die korrespondieren BMI-Perzentile verwendet werden. Der Schweregrad kann höher angesetzt werden, um das Ausmaß klinischer Symptome, den Grad der funktionellen Beeinträchtigung und die Notwendigkeit von Kontrollen zu verdeutlichen. **Leicht:** BMI $\geq 17\,kg/m^2$ **Mittel:** BMI $16–16,99\,kg/m^2$ **Schwer:** BMI $15–15,99\,kg/m^2$ **Extrem:** BMI $< 15\,kg/m^2$

Was sind die Leitsymptome einer Magersucht?

Auffälligstes und Kernmerkmal ist der Gewichtsverlust bzw. das niedrige Gewicht. Diagnostisch gefordert wird ein Körpergewicht von mindestens 15 % unter dem normalen oder dem für das Alter und die Körpergröße erwarteten Gewicht, wobei hier vom sog. Broca-Index ausgegangen wird, eine nicht ganz unumstrittene Methode, um das Idealgewicht zu errechnen.

Broca – Index = Körpergröße in cm – 100

Um das Idealgewicht zu errechnen, werden bei Männern nochmals 10 %, bei Frauen 15 % abgezogen.

Beispielrechnung: Idealgewicht bei einem Mann mit 70 kg Körpergewicht und einer Körpergröße von 170 cm:

Broca – Index = (170 – 100) – (0,1 ∗ 70) = 63

Das Idealgewicht liegt hiernach also bei 63 kg.

Gefordert wird nach DSM-5 ein signifikant niedriges Körpergewicht unter Berücksichtigung von Alter, Geschlecht, Entwicklungsverlauf und körperlicher Gesundheit. Im klinischen Bereich hat sich, wie oben schon ausgeführt, der sog. Body-Mass-Index (BMI) bewährt. In letzter Zeit wird diskutiert, ob der Body-Mass-Index mit einem Normalgewicht zwischen 19 und 25 kg/m² vor allem in Überflussgesellschaften nicht zu niedrig definiert ist. In unserer Gesellschaft haben z. B. mehr als 50 % der erwachsenen Männer einen BMI über 25 kg/m². Im renommierten Deutschen Ärzteblatt wurde angeregt, die Normwerte für Normalgewicht anzuheben. An der Diskussion kann man erkennen, dass auch wissenschaftlich einmal festgelegte Grenzwerte nicht dauerhaft in Stein gemeißelt sind und dass die soziale Umgebung durchaus einen Einfluss darauf hat, was für ein Körpergewicht noch als »normal« angesehen wird. Dies zeigt sich auch in transkulturellen Beobachtungen: In Ländern, in denen traditionell ein hoher BMI eher als gesund erachtet wird, kann sich sehr schnell eine Trendwende hin zu einem niedrigen BMI ergeben, sofern sich in deren Bevölkerung ein gesellschaftlich stark vertretenes Schlankheitsideal durchsetzt.

1.2 Ess-/Brechsucht/Bulimia nervosa

Anders als bei der Magersucht, die früher oder später durch das niedrige Gewicht, das Ausbleiben der Regelblutung und die spezifische Dynamik mit aktiver Nahrungsverweigerung auffällt, stellt die Bulimie eine Erkrankung dar, die von der Medizin offensichtlich über lange Zeit nicht als eigenständige Krankheit erkannt, sondern unter vielen anderen Krankheitsbildern eingeordnet wurde. Tatsächlich dürfte die Bulimie jedoch letztlich für die extreme Zunahme von Essstörungserkrankungen die größte Rolle spielen. Die Bulimie (wörtlich übersetzt »Ochsenhunger«), auch Ess- und Brechsucht genannt (obwohl das Erbrechen kein notwendiges Kriterium für die Erkrankung darstellt), wurde erst 1979 als eigenständiges Krankheitsbild in die Diagnosekriterien der Amerikanischen Psychiatrischen Gesellschaft aufgenommen. Auch in den Diagnosekriterien der Weltgesundheitsorganisation findet sie erst in der zehnten, zurzeit aktuellen Fassung (ICD-10) Eingang.

Ebenso wie die Magersucht ist auch das Krankheitsbild der Bulimie insgesamt rätselhaft und komplex. Es schließt viele körperliche und seelische Symptome ein und birgt ebenso wie andere Essstörungen unterschiedlichste Ursachen sowie auslösende und aufrechterhaltende Faktoren in sich.

Zwischen den verschiedenen Essstörungserkrankungen finden sich fließende Übergänge. Der Versuch einer klaren Grenzziehung war bisher zum Scheitern verurteilt. Über die Bulimie kann gesagt werden, dass sie das Chamäleon der Essstörungserkrankungen darstellt: Die Betroffenen verwirklichen nach außen hin noch mehr als andere Essstörungserkrankte nicht selten ein Ideal bezüglich ihres Gewichtes, ihrer äußerlichen Attraktivität und ihrer Angepasstheit in sozialen gesellschaftlichen Situationen. Bevor wir aber nun auf die Krankheitsdynamik der Bulimie näher eingehen, möchten wir zunächst sowohl die offiziellen Kriterien der Amerikanischen Psychiatrischen Gesellschaft in ihrer fünften Fassung (DSM-5) als auch die der WHO (ICD-10) darstellen. Modifikationen des Störungsbildes der Bulimia Nervosa (BN) im DSM-5 finden sich beispielsweise in der Reduktion der Frequenz der Essanfälle von zweimal wöchentlich auf einmal wöchentlich über einen Zeitraum von 3 Monaten. Ersetzt wurde außerdem die Unterteilung in »purging«- und »non-purging«-Typ durch eine Schweregradeinteilung von leicht bis extrem. Die atypische Ausprägung der Bulimia Nervosa, bei der zwar alle diagnostischen Kriterien der BN erfüllt werden, Essanfälle und unangemessenes, der Gewichtszunahme gegensteuerndes Verhalten jedoch im Durchschnitt seltener als einmal pro Woche und/oder weniger als 3 Monate lang auftreten, wird über die eingeführte Störungskategorie der »anderen nicht näher bezeichneten Fütter- oder Essstörungen« (F50.8) kodiert.

Tab. 2: Diagnostische Kriterien der Bulimia nervosa nach ICD-10 und DSM-5 (Abdruck erfolgt mit Genehmigung vom Hogrefe Verlag Göttingen aus dem Diagnostic and Statistical Manual of Mental Disorders, Fifth Edition, © 2013 American Psychiatric Association, dt. Version © 2015 Hogrefe Verlag.)

ICD-10-Kriterien der Bulimia Nervosa	DSM-5-Symptomatik der Bulimia Nervosa
A: Häufige Episoden von Essattacken (in einem Zeitraum von drei Monaten mindestens zweimal pro Woche), bei denen große Mengen an Nahrung in sehr kurzer Zeit konsumiert werden. B: Andauernde Beschäftigung mit dem Essen, eine unwiderstehliche Gier oder Zwang, zu essen. C: Die Patienten versuchen, der Gewichtszunahme durch die Nahrung mit einer oder mehreren der folgenden Verhaltensweisen gegenzusteuern:	A. Wiederholte Episoden von Essanfällen. Ein Essanfall ist durch die folgenden beiden Merkmale gekennzeichnet:
• selbstinduziertes Erbrechen; • Missbrauch von Abführmitteln; • zeitweilige Hungerperioden; • Gebrauch von Appetitzüglern; • Schilddrüsenpräparate oder Diuretika.	
Besonderheit: Wenn die Bulimie bei Diabetikern auftritt, kann es zu einer Vernachlässigung der Insulinbehandlung kommen, was der Gewichtszunahme entgegenwirkt. D: Selbstwahrnehmung als »zu fett« mit einer sich aufdrängenden Furcht, zu dick zu werden. E: Häufig in der Vorgeschichte Anorexia Nervosa oder atypische Anorexia Nervosa.	

A: Häufige Episoden von Essattacken (in einem Zeitraum von drei Monaten mindestens zweimal pro Woche), bei denen große Mengen an Nahrung in sehr kurzer Zeit konsumiert werden.
B: Andauernde Beschäftigung mit dem Essen, eine unwiderstehliche Gier oder Zwang, zu essen.
C: Die Patienten versuchen, der Gewichtszunahme durch die Nahrung mit einer oder mehreren der folgenden Verhaltensweisen gegenzusteuern:

• selbstinduziertes Erbrechen;
• Missbrauch von Abführmitteln;
• zeitweilige Hungerperioden;
• Gebrauch von Appetitzüglern;
• Schilddrüsenpräparate oder Diuretika.

Besonderheit: Wenn die Bulimie bei Diabetikern auftritt, kann es zu einer Vernachlässigung der Insulinbehandlung kommen, was der Gewichtszunahme entgegenwirkt.
D: Selbstwahrnehmung als »zu fett« mit einer sich aufdrängenden Furcht, zu dick zu werden.
E: Häufig in der Vorgeschichte Anorexia Nervosa oder atypische Anorexia Nervosa.

A. Wiederholte Episoden von Essanfällen. Ein Essanfall ist durch die folgenden beiden Merkmale gekennzeichnet:

1. Verzehr einer Nahrungsmenge in einem bestimmten Zeitraum (z. B. innerhalb eines Zeitraums von 2 Stunden), wobei diese Nahrungsmenge erheblich größer ist als die Menge, die die meisten Menschen in einem vergleichbaren Zeitraum unter vergleichbaren Bedingungen essen würden.
2. Das Gefühl, während der Episode die Kontrolle über das Essverhalten zu verlieren (z. B. das Gefühl, nicht mit dem Essen aufhören zu können oder keine Kontrolle über Art und Menge der Nahrung zu haben).

B. Wiederholte Anwendung von unangemessenen kompensatorischen Maßnahmen, um einer Gewichtszunahme entgegenzusteuern, wie z. B. selbstinduziertes Erbrechen, Missbrauch von Laxanzien, Diuretika oder anderen Medikamenten, Fasten oder übermäßige körperliche Bewegung.
C. Die Essanfälle und die unangemessenen kompensatorischen Maßnahmen treten im Durchschnitt mindestens einmal pro Woche über einen Zeitraum von 3 Monaten auf.
D. Figur und Körpergewicht haben einen übermäßigen Einfluss auf die Selbstbewertung.
E. Die Störung tritt nicht ausschließlich im Verlauf von Episoden einer Anorexia Nervosa auf.

Auch wenn die Diagnosekriterien noch weiter differenziert werden, ist für den Kliniker klar, dass im Gegensatz zur Anorexie, bei der das Untergewicht das Leitsymptom darstellt, die Bulimie in allen Gewichtsklassen vorkommen kann. Neben anderen Faktoren steht bei der Bulimie das individuelle Schlankheitsbild mit dem übermächtigen und allgegenwärtigen Gedanken, zu dick zu sein und sich zu dick zu fühlen, ganz im Vordergrund. Betroffene beschreiben häufig ein genau festgelegtes Ideal der eigenen Figur. Sie schneiden gleichsam eine Schablone für ihren Körper aus. Sie glauben, dass sie nur zufrieden sein können, wenn sie exakt in diese Schablone hineinpassen. Ist dieses Gewicht dann tatsächlich erreicht, hält die Schablone in der Regel nicht, was sie verspricht und muss weiter verkleinert werden, und sei dies nur an einzelnen Körperstellen. Interessant war es deshalb auch, als in einer Studie über 700 Betroffene befragt wurden, ob sie bereit wären, 5 kg an Körpergewicht zuzunehmen, wenn sich dadurch ihr Essverhalten normalisieren würde. Der größere Teil der Befragten verneinte dies und bewies somit wiederum die extreme Angst vor Gewichtszunahme. Besonders belastend ist es für Bulimikerinnen, wenn es ihnen nicht oder nur sehr schwer gelingt, ihr Gewicht nach Heißhungeranfällen schnell wieder zu reduzieren. Ein Teil der Betroffenen berichtet, dass ihnen nach einer Eingewöhnungszeit das Erbrechen keinerlei Schwierigkeiten mehr bereitet und bereits das Sich-Beugen über eine Toilettenschüssel mit leichtem Handdruck auf die Magengegend zu spontanem Erbrechen führt. Andere dagegen müssen hierfür teils martialische Hilfsmittel einsetzen.

Bulimie und Anorexie kommen in den Industrieländern deutlich häufiger vor als in Ländern der sog. Dritten Welt. Ein hohes Nahrungsangebot bei gleichzeitig übertriebenem Schlankheitsideal ist hierfür ein wesentlicher Grund. Geschlechtsspezifisch tritt die Bulimie seltener beim männlichen Geschlecht auf, obwohl in letzter Zeit immer wieder diskutiert wird, ob nicht eine deutliche Zunahme zu verzeichnen ist; dies interessanterweise, seit auch in der Werbung immer mehr der schlanke, durchtrainierte und nur minimal bekleidete männliche Körper dargestellt wird. Ein Schutzfaktor scheint

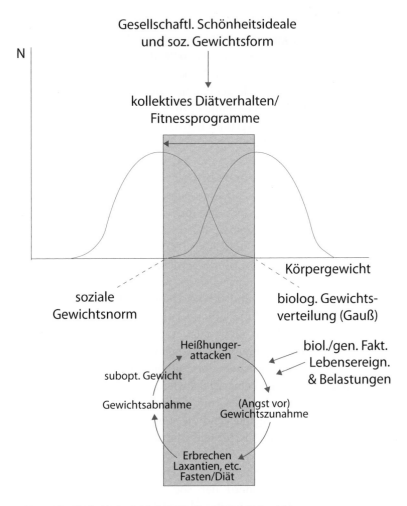

Abb. 3: Gesellschaftliche Schönheitsideale und soziale Gewichtsnorm

dabei zu sein, dass heranwachsende Jungen eine Volumenzunahme vor allem im Bereich der Muskulatur eher befürworten und nicht so sehr Ängste entwickeln, im Beckenbereich zuzunehmen und außer Form zu geraten. Dies zeigt sich auch in der Darstellung von

Comicfiguren, in denen Superman-Gestalten mit extremem Oberkörper aufwarten, während Superwomen eher im Bereich des Beckens überdimensioniert gezeichnet werden. Wissenschaftlich ist dennoch nicht geklärt, warum sich ein so hoher Schutzfaktor für männliche Betroffene in Bezug auf Essstörungen wie Anorexia und Bulimia nervosa ergibt. Beobachtungen weisen darauf hin, dass insbesondere die soziale Mittel- und Oberschicht von diesem Krankheitsbild erheblich betroffen sind, und dass dieses zudem noch deutlich gehäuft z. B. bei Balletttänzerinnen, Athletinnen, Models und Jockeys auftritt. Aber selbst wenn Schlankheit zu Recht als ein überzogenes Ideal einer übersättigten Gesellschaft gesehen werden kann, lässt sich der mit diesem Ideal verbundenen gegenregulierenden Kraft im Allgemeinen durchaus ein sinnvoller Effekt abgewinnen. Würde ein übermäßiges Nahrungsangebot zu weit verbreiteter Fettleibigkeit führen, würden die mit ihr verknüpften körperlichen Risiken (hoher Blutdruck, Stoffwechselstörungen, Diabetes etc.) ansteigen. Unter diesem Blickwinkel könnte man zu der Ansicht gelangen, dass Essstörungserkrankungen, die dem Schlankheitsideal frönen, ein gesamtgesellschaftlicher Preis dafür seien, dass durch Übergewicht bedingte Störungen nicht zunehmen. Da dies allerdings lediglich durch eine andere Essstörung erkauft wird, handelt es sich hierbei um einen gefährlichen Irrweg.

1.3 Heißhungerstörung/Binge-Eating-Disorder

Bei der Binge-Eating-Störung (BES) handelt es sich um bislang keine eigenständige Diagnose im ICD-10. Es handelt sich bei ihr aber um ein relevantes Krankheitsbild und eine Form der Essstörung, die auch bei Männern häufig zu beobachten ist. Sie stellt eine Ursache von starkem Übergewicht und Adipositas dar, was nicht bedeutet, dass alle Menschen mit Adipositas an einer BES leiden. Kennzeichnend für dieses Störungsbild ist ein gestörtes Essverhalten, bei welchem wesentlich größere Mengen an Nahrung verzehrt werden, als üblich. Dies erfolgt entweder über zeitlich abzugrenzende Essanfälle oder über das sog. »Grasen«, bei welchem über den ganzen Tag hinweg beständig gegessen wird. Im Folgenden sind die Diagnosekriterien der BES nach DSM-5 dargestellt.

DSM-5-Symptomatik Binge-Eating-Störung

A. Wiederholte Episoden von Essanfällen. Ein Essanfall ist durch die folgenden beiden Merkmale gekennzeichnet:
1. Verzehr einer Nahrungsmenge in einem bestimmten Zeitraum (z. B. innerhalb eines Zeitraums von 2 Stunden), wobei diese Nahrungsmenge erheblich größer ist als die Menge, die die meisten Menschen in einem vergleichbaren Zeitraum unter vergleichbaren Bedingungen essen würden.
2. Das Gefühl, während der Episode die Kontrolle über das Essverhalten zu verlieren (z. B. das Gefühl, nicht mit dem Essen aufhören zu können oder keine Kontrolle über Art und Menge der Nahrung zu haben).

B. Die Essanfälle treten gemeinsam mit mindestens drei der folgenden Symptome auf:
1. Wesentlich schneller essen als normal.
2. Essen bis zu einem unangenehmen Völlegefühl.
3. Essen großer Nahrungsmengen, wenn man sich körperlich nicht hungrig fühlt.
4. Alleine essen aus Scham über die Menge, die man isst.
5. Ekelgefühle gegenüber sich selbst, Deprimiertheit oder große Schuldgefühle nach dem übermäßigen Essen.

C. Es besteht deutlicher Leidensdruck wegen der Essanfälle.

D. Die Essanfälle treten im Durchschnitt mindestens einmal pro Woche über einen Zeitraum von 3 Monaten auf.

E. Die Essanfälle treten nicht gemeinsam mit wiederholten unangemessenen kompensatorischen Maßnahmen wie bei der Bulimia Nervosa und nicht ausschließlich im Verlauf einer Bulimia Nervosa oder Anorexia Nervosa auf.

Eine auffällige Änderung der diagnostischen Kriterien für die Binge-Eating-Störung im DSM-5 betrifft die Modifikation der vorausgesetzten Frequenz des Binge-Eating-Verhaltens von 2-mal wöchentlich über 6 Monate zu 1-mal wöchentlich über eine Zeitspanne von 3 Monaten (Myers & Wiman, 2014). Ebenfalls neu mit Erscheinen des DSM-5 ging die Einführung einer Schweregradeinteilung von »mild« bis »extrem« einher, deren Beurteilung anhand der Häufigkeit der Essanfälle pro Woche erfolgt (Myers & Wiman, 2014).

1.4 Adipositas/Fettleibigkeit

Während Adipositas in den westlichen Industrieländern immer weiter verbreitet ist, ist unsere Gesellschaft auf der anderen Seite besessen von einem Schlankheitsideal. Studien belegen, dass etwa 80–90 % der Frauen und ebenso ein erheblicher Prozentsatz der Männer glauben, sie seien zu dick. Etwa 80 % aller Mädchen und jungen Frauen haben bereits bis zum 18. Lebensjahr irgendwann einmal einen Diätversuch gemacht und ca. 70 % der erwachsenen Frauen achten relativ regelmäßig genau auf ihr Essverhalten.

An dieser Stelle ist eine differenzierte Betrachtung und Unterscheidung von Übergewicht und Adipositas sinnvoll. Oft werden die Begriffe gleichgesetzt. Unter Übergewicht versteht man einen Body-Mass-Index zwischen 25 und 29,9 kg/m². D. h. z. B., dass man bei einer Körpergröße von 170 cm und einem Gewicht von 86 kg noch nicht von Adipositas, sondern von Übergewicht sprechen würde. Während die negativen Folgen von Adipositas für die Gesundheit zweifelsfrei belegt sind, etwa für das Risiko, an Typ-II-Diabetes zu erkranken aber auch für vielfältige andere Aspekte der Gesundheit, sind die wissenschaftlichen Erkenntnisse zu den Gesundheitsrisiken von Übergewicht weniger einheitlich.

Beispielsweise ergab eine Analyse von 57 Studien, die sich mit dem Zusammenhang zwischen Body-Mass-Index und Mortalität bei Erwachsenen befasst haben, dass Menschen mit einem Body-Mass-Index zwischen 25 und 27,5 kg/m^2 keine höhere Sterblichkeit aufwiesen, als Menschen mit einem Body-Mass-Index zwischen 20 und 22,5 kg/m^2, d. h., leicht übergewichtige Menschen waren bezüglich ihrer Lebenserwartung vergleichbar mit schlanken Menschen, die im unteren Bereich des Normalgewichts lagen. Diese Analysen ergaben auch, dass eindeutig ab einem Body-Mass-Index von 30 sowie auch bei einem Body-Mass-Index im Untergewichtsbereich, d. h. unter 18,5 kg/m^2, die Lebenserwartung stark sinkt (Prospective Studies Collaboration et al. 2009). Die höchste Lebenserwartung hatten in dieser Analyse Menschen mit einem Body-Mass-Index zwischen 22,5 und 25 kg/m^2.

Bei all diesen Analysen muss jedoch erwähnt werden, dass das Körpergewicht nur ein Faktor für die Gesundheit darstellt und vielfältige andere Faktoren ebenso eine wichtige Rolle spielen. Dies sind in erster Linie Rauchen, Bewegungsmangel und gesunde Ernährung sowie Alkoholkonsum, deren Auswirkungen auf die Lebenserwartung am besten belegt sind.

Adipositas ist weltweit ein immenses Problem der westlichen Industrienationen geworden. Die Prävalenzraten sind in den vergangenen Jahrzehnten dramatisch angestiegen und werden voraussichtlich auch weiter zunehmen. In Deutschland sind inzwischen mehr als 25 % der erwachsenen Männer und Frauen von Adipositas betroffen, d. h., haben einen BMI > 30 kg/m^2. Dabei werden drei Schweregrade unterschieden:

- Grad I (BMI 30–34,9 kg/m^2)
- Grad II (BMI 35–39,9 kg/m^2)
- Grad III (BMI ≥ 40 kg/m^2)

Die Ursachen der Adipositas sind vielfältig. Als ursächlich angesehen werden heute folgende Faktoren:

* familiäre Neigung; erbliche Faktoren
* Lebensstil (z. B. Bewegungsmangel, Fehlernährung)
* ständige Verfügbarkeit von Nahrung
* Schlafmangel
* Stress
* depressive Erkrankungen
* niedriger Sozialstatus
* Essstörungen (z. B. Binge-Eating-Disorder, Nächtliches Essen)
* selten: hormonelle Ursachen (z. B. Schilddrüse, Cortisol)
* Medikamente (z. B. Antidepressiva, Neuroleptika, Phasenprophylaktika, Antiepileptika, Antidiabetika, Glukokortikoide, einige Kontrazeptiva, Betablocker)
* andere Ursachen (z. B. Immobilisierung, Schwangerschaft, Nikotinverzicht)

Während also Adipositas eindeutig negative Folgen für die Gesundheit hat, kann man dies von leichtem Übergewicht mit einem Body-Mass-Index zwischen 25 und 27,5 kg/m² nicht behaupten. In einer Analyse hatten Menschen mit diesem Gewichtsbereich sogar eine leicht höhere Lebenserwartung. Wichtig in diesem Zusammenhang ist auch, dass genetische Faktoren bei jedem Menschen eine Rolle für das Gewicht spielen und Einfluss auf das Durchschnittsgewicht haben und eine Tendenz besteht, dass sich bei der betreffenden Person das Gewicht immer wieder auf sein individuelles Gewicht zubewegt.

Viele Gesundheitsprogramme, die bei leichtem Übergewicht zu teils recht rigorosen Diäten raten, müssen damit skeptisch bzw. ablehnend betrachtet werden. Eine berühmte Studie, die unter dem Namen »Framingham-Studie« bekannt ist (Castelli, 1984) zeigte sogar, dass Menschen mit etwa 20 % Übergewicht eine niedrigere Erkrankungs- und Todesrate hatten als Menschen, die 20 % unter ihrem (vermeintlichen) »Idealgewicht« lagen. Dennoch wird auf viele leicht übergewichtige Menschen weiterhin, nicht zuletzt von medizinischer Seite, ein ausgeprägter Druck ausgeübt abzunehmen. Richtig ist dabei, dass eine Ernährungsumstellung und oft geringe Gewichtsabnahmen bereits zu einer drastischen Reduzierung derartiger Risiken führen können. Richtig ist jedoch ebenso, dass Mediziner die Gesundheitsgefährdung durch Übergewicht teilweise überschätzen. So gibt es Hinweise, dass das höhere Risiko für bestimmte Erkrankungen eher auf die Fettverteilung im Körper als auf das Übergewicht an sich zurückzuführen ist. Eine Ansammlung von Fett im oberen Körperbereich, vor allem im Bauchbereich, wie sie häufiger bei Männern zu finden ist, scheint gesundheitsschädlicher als eine gleichmäßige Verteilung oder eine Ansammlung unterhalb der Taille zu sein (Gartner & Wooley, 1991). Vielleicht ist es nicht so sehr die Gewichtsabnahme, sondern die veränderte Nahrungszusammensetzung, die bei einer Ernährungsumstellung eine Verbesserung der Gesundheitssituation ausmacht.

Auch wenn wir davon ausgehen, dass es viele dicke Menschen gibt, die in ihrem engeren persönlichen Umfeld durchaus geschätzt werden, so kann doch nicht geleugnet werden, dass Fettsucht in aller Regel mit erheblichen sozialen Vorurteilen belastet ist. Adipöse Menschen werden für faul, langweilig, träge, nicht erfolgreich und dumm gehalten und damit stigmatisiert. Dieses Vorurteil findet sich schon im Kindesalter und wird in der Schule oft auf grausame Weise auf Pausenhöfen demonstriert. Wenn man sich diese Diskriminierung näher anschaut, ist offensichtlich, dass die psychosozialen Belastungen aufgrund der Fettleibigkeit, d. h. die oft lebenslange Stigmatisierung vielleicht den Hauptleidensdruck für Dickleibige ausmachen.

Besonders grausam wird dieses »Spiel«, wenn man den von der Schlankheitsindustrie in die Medien lancierten Berichten folgt, in denen suggeriert wird, dass das Erreichen des idealen, schlanken, durchtrainierten Körpers jederzeit leicht möglich sei und letztlich nur eine Frage des Willens darstelle. Millionen übergewichtiger Menschen machen täglich leidvoll andere Erfahrungen. Selbst wenn sie mit viel Mühe durch unterschiedlichste Diäten an Gewicht verloren haben, erreichen die meisten nach längerer oder kürzerer Zeit wieder ihr Ausgangsgewicht. Studien beweisen, dass etwa 90 % derer, die eine Diät durchmachen, innerhalb von zwei bis fünf Jahren wieder ihr ursprüngliches Gewicht oder sogar ein höheres Gewicht erreicht haben (Spalding, 2008; Dtsch Arztebl 2008). Wie auch bei anderen Essstörungen erfordert und bewirkt die Diät, egal von welcher Gewichtsklasse sie ausgeht, dass die inneren Signale für Hunger und Sättigung ignoriert werden. Dieser Faktor in Verbindung mit Hungerstress führt nicht selten zu periodisch auftretenden Heißhungerattacken, die letztlich nur zu stoppen wären, indem der Diäthaltende wieder zu seinem früheren Gewicht zurückkehrt. Die bekannten Jo-Jo-Effekte bei der Diät, gemeint ist damit eine rasche Gewichtsabnahme in kurzer Zeit und eine erneute Gewichtszunahme in einem entsprechend längeren Zeitraum, sind besonders gefährlich und stellen für Herzerkrankungen mit das größte Risiko dar.

Beim Thema Fettsucht sollte auch kurz auf die sog. Setpoint-Theorie (Niesbet, 1972) eingegangen werden. Diese geht davon aus, dass der menschliche Körper Mechanismen besitzt, die das Körpergewicht auf einem bestimmten individuellen Niveau halten. D. h., dass Übergewicht für viele Menschen eine Normalität darstellt, von der ihr Körper nicht gerne abweicht und wahrscheinlich auch gar nicht sollte. Restriktionen durch Diäten und ständige Gewichtsschwankungen können für übergewichtige Menschen dieser Theorie zufolge viel gefährlicher sein, als das Gewicht auf einem höheren Niveau und bei ausgewogener Nahrungszufuhr gleichmäßig zu halten. Ihr Setpoint-Gewicht können die meisten Menschen leicht erkennen: Es stellt das Gewicht dar, das sie in weitgehend psychischer Ausgeglichenheit bei normalem Essverhalten relativ leicht erreichen können. Dann tritt auch nach Phasen, in denen man kurz zugenommen hat, eine Gewichtsregulierung durch vermindertes Hungergefühl mehr oder weniger ganz von selbst ein.

Hiermit wird schon deutlich, dass die Adipositas, die Fettsucht, ein vielschichtiges Problem ist. Es wäre ein Trugschluss zu glauben, dies könnte durch noch ausgewogenere und bessere Diäten leicht beseitigt werden. Kritisch ist allerdings anzumerken, dass die Setpoint-

Theorie eher im Tiermodell zutreffend ist, wo die Lebensumstände gravierenden Einfluss auf das Körpergewicht haben und auf die Fähigkeit zu überleben. Ein übergewichtiger Gepard, der sich wieder in seinen normalen Lebensumständen findet, hätte wohl kaum Chancen zu überleben. Auch ein abgemagerter Wal hätte in seinem natürlichen Umfeld keine großen Überlebenschancen. Dennoch muss das nicht heißen, dass sich jeder Übergewichtige Zeit seines Lebens mit dem Übergewicht abfinden muss. Und dies aus folgenden Gründen: Es ist anzunehmen, dass die Veranlagung zum Übergewicht bei bestimmten Menschen bereits vorhanden ist. Ob sich im Laufe des Lebens dann tatsächlich ein Übergewicht entwickelt, hängt von unterschiedlichen Faktoren ab wie z. B. Umweltfaktoren, soziales Milieu, Familiensystem etc. Eine große Rolle spielt dabei z. B. der Grundumsatz, d. h., wie viel unser Körper in Ruhe und bei Belastung verbraucht. Der Grundumsatz ist zum einen eine wichtige Grundlage, auf dessen Boden sich Übergewicht entwickeln kann, stellt aber selbstverständlich auch bei der Therapieplanung einen wichtigen Faktor dar. Es ist zu vermuten, dass Übergewichtige häufig einen erniedrigten Grundumsatz haben. Und es ist auch bekannt, dass bestimmte Erkrankungen, wie z. B. eine Unterfunktion der Schilddrüse, die mit einem niedrigen Grundumsatz einhergehen, tatsächlich zu Übergewicht führen können. Wir wissen jedoch auch, dass während Fasten- und Diätphasen der Grundumsatz und Energieverbrauch sinken. Dies ist ein weiterer Hinweis dafür, dass durch Diäten unter Umständen geradezu Fettleibigkeit erzeugt werden kann. So wird dem Körper durch eine strikte Diät nämlich vermittelt, dass zurzeit eine Hungerperiode herrscht. Um diese überstehen zu können, schaltet der Körper physiologisch auf einen niedrigeren Energieverbrauch um. Gleichzeitig besteht jedoch in der Regel tatsächlich ein Überangebot an Nahrung. Auf physiologischer Seite führt dies sodann zu Stressreaktionen und zur Auslösung von Heißhungerattacken in Form eines Kontrollverlustes. Ein für Diäten allgemein bekanntes Phänomen ist es, dass das Gewicht schnell wieder ansteigt, sobald nach einer restriktiven Diät zu einem normalen Essverhalten zurückgekehrt wird. Dies dürfte mit dem

Setpoint und dem durch die Diät verringerten Grundumsatz zu tun haben.

Darum geht es für Menschen mit Essstörungen zunächst vor allem darum, Grundwissen darüber zu erlangen, wie sich eine ausgewogene Tagesernährung zusammensetzt. Hier eignet sich der Begrif »Grundmenge«. Für Betroffene ist es deshalb wichtig zu wissen, dass die Grundmenge zur Deckung des Energiebedarfs zwar ausreichend, aber für eine Gewichtsreduktion oder -zunahme ungenügend ist. Die messbare Einheit ist hierfür die geeichte Angabe der Waage. Hier kann jeder Betroffene sehen, ob er genug oder zu wenig Nahrung zu sich genommen hat. Mittels Nahrungszufuhr (Input) und Energieverbrauch (Output) lässt sich das Gewicht bestimmen, wenn nicht wirklich medizinische Faktoren, wie z. B. Überfunktion der Schilddrüse, Zuckererkrankung etc., Einfluss nehmen.

1.4.1   Was sind die psychologischen Aspekte des Übergewichts?

Bei der Beschreibung, wie es zu Übergewicht und Fettsucht kommt, existieren drei klassische psychologische Grundkonzepte, die darauf beruhen, dass das Essverhalten in einer starken Abhängigkeit von Umgebungsreizen steht (Externalität).

Das erste Konzept geht davon aus, dass übergewichtige Menschen weniger deutlich als normalgewichtige ihre inneren Signale für Hunger und Sättigung wahrnehmen. Indem sie sich besonders stark von Umgebungsreizen wie Aussehen, Geruch oder Geschmack der Nahrung sowie von sozialen Situationen (Einladung, Feste usw.) verleiten lassen, Nahrung zu sich zu nehmen, nehmen sie ihre inneren Sättigungssignale nicht mehr wahr.

Das zweite Konzept befasst sich mit dem kontinuierlichen Versuch, die Nahrungsaufnahme einzuschränken (Restriktion). Diesem Modell zufolge führen Diäten künstlich Fastenphasen herbei, die zum einen den Energiehaushalt des Körpers herunterregulieren und zum anderen Heißhungerattacken vorprogrammieren. Auch hier geht es darum, dass der restriktive Essstil nicht mehr aufgrund körperlicher Signale des Hungers und der Sättigung, sondern aufgrund extremer, künstlicher aufgelegter Beschränkungen erfolgt.

Das dritte Konzept der Emotionalität geht von emotionalen Signalen als Auslöser für das Essverhalten aus. Nach diesem Modell reagieren Übergewichtige auf Emotionen wie Ärger, Langeweile, Zorn und Frustration verstärkt mit Esslust. Wer kennt nicht den Ausdruck »Kummerspeck«? Hier wird davon ausgegangen, dass Übergewicht hauptsächlich Ausdruck einer psychischen Störung sei. Für viele der Betroffenen mag dies durchaus der Fall sein, vielen anderen wird diese Hypothese allerdings nicht gerecht, da es – wie wir bereits am Anfang des Buches ausgeführt haben – durchaus psychisch gesunde Übergewichtige gibt.

Eine der einfachsten Theorien besteht darin, dass Übergewichtige mehr essen als Normalgewichtige. Tatsache ist, dass Übergewichtige ihr tatsächliches Körpergewicht und ihre tatsächlich aufgenommene Kalorienmenge stärker als Normalgewichtige unterschätzen. Dennoch gibt es eine große Bandbreite von unterschiedlichen Essverhalten, gerade bei Übergewichtigen, und eine generelle Ursache für eine Adipositas konnte bisher nicht gefunden werden. Zu berücksichtigen sind hierbei jedoch begünstigende Einflussfaktoren wie das Überangebot an Nahrungsmitteln in westlichen Industrienationen sowie die, in der Regel unbewusste, Zufuhr von Zucker in kritischem Maße.

Im Folgenden finden sich die diagnostischen Kriterien psychisch bedingten Übergewichtes nach den internationalen Diagnoseschlüsseln der Weltgesundheitsorganisation (WHO) und der American Psychiatric Association.

Tab. 3: Adipositas (in Zusammenhang mit anderen Störungen) nach ICD-10 (F50.5) und DSM-5

Adipositas nach ICD-10	Adipositas nach DSM-5
E66.0 – Adipositas durch übermäßige Kalorienzufuhr	Zwar gilt nach DSM-5 Adipositas nicht als eigenständiges psychisches Störungsbild, dennoch wird auf Zusammenhänge mit psychischen Erkrankungen (z. B. der Binge-Eating-Störung oder affektiven Störungen) hingewiesen.
E66.1 – Arzneimittelinduzierte Adipositas	
Soll die Substanz angegeben werden, ist eine zusätzliche Schlüsselnummer zu benutzen.	
E66.2 – Übermäßige Adipositas mit alveolärer Hypoventilation	
Obesitas-Hypoventilationssyndrom (OHS)	
Pickwick-Syndrom	
E66.8 – Sonstige Adipositas	
Krankhafte Adipositas	
E66.9 – Adipositas, nicht näher bezeichnet	
Einfache Adipositas o. n. A.	

Die folgenden fünften Stellen sind zu benutzen, um das Ausmaß der Adipositas anzugeben. Dabei sind die fünften Stellen 0, 1, 2 und 9 für Patienten von 18 Jahren und älter anzugeben. Die fünften Stellen 4, 5 und 9 sind für Patienten von 3 Jahren bis unter 18 Jahren anzugeben. Für Patienten von 0 bis unter 3 Jahren ist immer die fünfte Stelle 9 anzugeben. Die für die fünften Stellen 4 und 5 angegebenen Body-Mass-Index(BMI)-Grenzwerte beziehen sich auf die für Deutschland empfohlenen Referenzperzentile zur Feststellung von Adipositas und extremer Adipositas bei Kindern und Jugendlichen unter Berücksichtigung des BMI, des Lebensalters und des Geschlechts. Die entsprechende Tabelle ist im Anhang zur ICD-10-GM zu finden.

0 Adipositas Grad I (WHO) bei Patienten von 18 Jahren und älter
Body-Mass-Index (BMI) von 30 bis unter 35
1 Adipositas Grad II (WHO) bei Patienten von 18 Jahren und älter
Body-Mass-Index (BMI) von 35 bis unter 40

Tab. 3: Adipositas (in Zusammenhang mit anderen Störungen) nach ICD-10 (F50.5) und DSM-5 – Fortsetzung

Adipositas nach ICD-10	Adipositas nach DSM-5
2 **Adipositas Grad III (WHO) bei Patienten von 18 Jahren und älter** Body-Mass-Index (BMI) von 40 und mehr 4 **Adipositas bei Kindern und Jugendlichen von 3 Jahren bis unter 18 Jahren** Body-Mass-Index (BMI) über dem BMI-Grenzwert des 97,0-Perzentils [P97,0] bis einschließlich des BMI-Grenzwertes des 99,5-Perzentils (P99,5) 5 **Extreme Adipositas bei Kindern und Jugendlichen von 3 Jahren bis unter 18 Jahren** Body-Mass-Index [BMI] über dem BMI-Grenzwert des 99,5-Perzentils (P99,5) 9 **Grad oder Ausmaß der Adipositas nicht näher bezeichnet**	

1.5 Pica

In medizinischen Lehrbüchern wird immer wieder auf zwei relativ seltene Krankheitsbilder eingegangen, die schon lange bekannt sind. Dies ist zum einen die sog. Pica, zum anderen die sog. Ruminationsstörung (▶ Kap. 1.6). Hauptmerkmal der Pica ist das Essen ungenießbarer Stoffe. Es wird besonders bei Kleinkindern beobachtet. Diese essen dann z. B. Farbe, Gips, Bindfäden, Haare oder Stoff. Ältere Kinder werden dabei beobachtet, Erde, Insekten, Blätter oder Steinchen zu sich zu nehmen, wobei sie offensichtlich keine Aversion gegenüber diesen Nahrungsmitteln haben. Die Pica tritt erstmals gewöhnlich im Alter von 12 bis 14 Monaten auf, ihr Beginn kann aber auch schon etwas früher liegen. Im Zusammenhang mit dieser Krankheit werden Vernachlässigung und mangelnde Aufsicht der Eltern (oder anderer Bezugs- und Betreuungspersonen), aber auch geistige Behinderung der betroffenen Kinder genannt. Im Erwachsenenalter ist die Pica sehr selten, wird jedoch gelegentlich auch dort beobachtet.

Die Pica spielt im Rahmen dieses Buches keine wesentliche Rolle und soll nur der Vollständigkeit halber hier erwähnt werden.

1.6 Ruminationsstörung

Bekannter als die Pica ist die Ruminationsstörung, die vor allem bei Kleinkindern beobachtet wird. Auch andere Essstörungserkrankte berichten jedoch manchmal voller Scham, dass sie an dieser Störung leiden oder diese gezielt zur Gewichtskontrolle einsetzen. Ihr Hauptmerkmal ist dabei das wiederholte Emporwürgen der Nahrung: Dabei wird teilweise verdaute Nahrung ohne Übelkeit, Erbrechen, Ekel oder Erkrankung des Magen-Darm-Traktes in den Mund gewürgt. Die Nahrung wird dann ausgespuckt oder gekaut und wieder verschluckt. Bei Kindern hat man dabei häufig eine typische Haltung beobachtet, bei der der Rücken angespannt und gebogen ist und der Kopf nach hinten gehalten wird. Mit der Zunge führt das Kleinkind Saugbewegungen aus und erweckt dabei den Eindruck, als gewinne es dadurch erhebliche Befriedigung. Im Erwachsenenalter wird diese Störung eher gezielt eingesetzt: Nahrung wird nicht geschluckt, sondern nur gekaut und dann ausgespuckt. Auch das Hochwürgen der Nahrung und das Wiederkauen, Herunterschlucken oder Ausspucken stellen eine Variante dar. Im Kleinkindalter führt diese Störung häufig zu einer Unterernährung, die auch tödlich verlaufen kann. Glücklicherweise tritt diese Störung sehr selten auf. Im Erwachsenenalter findet sie sich eher als eine Variante der gegensteuernden Maßnahmen bei Bulimia Nervosa.

Pica und Ruminationsstörungen, die im Kindesalter auftreten, sind typische Erkrankungen der frühen Kindheit und wahrscheinlich nicht mit Anorexie oder Bulimie verwandt.

1.7 Störung mit Vermeidung oder Einschränkung der Nahrungsaufnahme

An die Stelle der Fütterstörung im Säuglings- oder Kleinkindalter des DSM-IV tritt im DSM-5 die Störung mit Vermeidung oder Einschränkung der Nahrungsaufnahme unter Erweiterung der Diagnostizierbarkeit des Störungsbildes für alle Altersgruppen (im DSM-5 als «Avoidant/restrictive food intake disorder« (ARFID) bezeichnet). Zentrale Komponente stellt hierbei die Einschränkung der Nahrungsaufnahme dar, die sich in dem klinisch bedeutsamen Unvermögen, den Nahrungs- und Energiebedarf des Körpers zu decken, darstellt und dadurch zu Gewichtsverlust führt (Zimmerman & Fisher, 2017). Bei Kindern und Jugendlichen tritt an die Stelle der Beurteilung des Gewichtverlustes die Feststellung verminderten Wachstums durch die Ernährungsdefizite (Zimmerman & Fisher, 2017). Körperliche Folgebeschwerden wie Hypothermie, Bradykardie, verlängerte kapilläre Rückfüllzeit oder Anämie, sowie die äußere Erscheinung (dünnes bzw. ausgezehrtes Erscheinungsbild, trockene Haut, Blässe, abdominelle Beschwerden, Schwindel, Kälteintoleranz, Blähungen, Verstopfung) sind denen der Anorexia Nervosa ähnlich (Mammel & Ornstein, 2017). Keine Störung des Essverhaltens liegt jedoch vor, wenn die Ernährung aufgrund eines Mangels an Lebensmitteln unumgänglich oder kulturell bedingt (z. B. religiöses Fasten) ist (Zimmerman & Fisher, 2017). Zum Teil beruht die Vermeidung von Lebensmitteln auf deren sensorischen Eigenschaften und kann sich über die Weigerung, bestimmte Nahrungsmittel zu sich zu nehmen, manifestieren (Zimmerman & Fisher, 2017). Häufig ist ein Desinteresse an der Nahrung bei Betroffenen zu beobachten, das sich im Säuglingsalter bzw. frühen Kindesalter entwickelt (Zimmerman & Fisher, 2017). Weitere mögliche Gründe für die Ausbildung der Nahrungsvermeidung können u. a. gastrointestinale Beschwerden, häufiges Erbrechen in der Vergangenheit, allgemeine ernährungsbezogene Ängste, Lebensmittelallergien bzw. -unverträglichkeiten oder frühere aversive, u. U.

sogar traumatische Erlebnisse in Zusammenhang mit der Nahrungsaufnahme sein (Zimmerman & Fisher, 2017). Eine Körperschemastörung und Angst vor einer Gewichtszunahme liegen in der Regel nicht
vor (Norris & Katzman, 2015; Zimmerman & Fisher, 2017). Teilweise
sind sich die Patienten über ihren problematischen Ernährungszu-
stand bewusst und drücken ihrerseits den Wunsch über eine
Normalisierung ihres Gewichtes aus, können dies jedoch in der Folge
praktisch nicht umsetzen (Zimmerman & Fisher, 2017). Im Jugend-
alter kann Nahrungsvermeidung überdies mit emotionalen Problemen in Verbindung stehen, die allerdings nicht die diagnostischen
Kriterien affektiver Störungen vollumfänglich erfüllen (Norris &
Katzman, 2015). Gelegentlich wird dies als »Emotionale Störung mit
Nahrungsvermeidung« bezeichnet (Norris & Katzman, 2015). Die
entwickelte Nahrungsvermeidung kann bis in das Erwachsenenalter
fortbestehen, dem über die Erweiterung des Störungsbildes im DSM-5
Rechnung getragen wird (Zimmerman & Fisher, 2017). Altersüber-
greifend kann das soziale Funktionsniveau, beispielsweise das fami-
liäre Zusammenleben, nachhaltig beeinträchtigt sein. Als Risikofak-
toren gelten nach aktuellem Forschungsstand Temperamentsfaktoren
(Angststörungen, Aufmerksamkeits-Defizit-Hyperaktivitäts-Störung
(ADHS), Autismus-Spektrum-Störungen), Umweltfaktoren (familiäre Vorbelastung mit Essstörungen), sowie genetische und physiologische (z. B. Vorgeschichte mit gastrointestinalen Beschwerden)
Faktoren (Norris et al., 2014). Komorbide Autismus-Spektrum-
Störungen treten bei Jungen im Vergleich zu Mädchen häufiger auf
(Zimmerman & Fisher, 2017). Neben verschiedenen körperlichen
Erkrankungen, die ein eingeschränktes Essverhalten erklären könnten, kommen differentialdiagnostisch auch psychische Erkrankungen,
wie z. B. Angststörungen, affektive Störungen, die reaktive Bindungs-
störung, Zwangsstörungen oder artifizielle Störungen zur Erklärung
der Symptomatik in Betracht (Zimmerman & Fisher, 2017).

Erste Untersuchungen nach Einführung der Diagnose im DSM-5
zeigten Prävalenzraten der Störung zwischen 5 % und 14 % (Fisher
et al., 2014; Nicely et al., 2014; Norris & Katzman, 2015; Ornstein
et al., 2013). Eine Untersuchung von Katzman et al. (2014), in deren

Rahmen 63 % der Mediziner angaben, das Störungsbild sei ihnen unbekannt, zeigte jedoch auch den dringenden Bedarf an Aufklärung über dieses Störungsbild unter praktizierenden Medizinern.

DSM-5 Symptomatik der Störung mit Vermeidung oder Einschränkung der Nahrungsaufnahme

A. Eine Ess- oder Fütterstörung (z. B. offensichtliches Desinteresse an Essen oder Nahrung, Vermeidung von Nahrung aufgrund ihrer sensorischen Merkmale; Sorge um aversive Folgen von Essen), die sich durch das anhaltende Unvermögen manifestiert, den Bedarf an Nahrung und/oder Energie zu decken und mit einem oder mehreren der folgenden Merkmale in Zusammenhang steht:

1. Bedeutsamer Gewichtsverlust (oder Unvermögen, die erwartete Gewichtszunahme zu erreichen oder vermindertes Wachstum bei Kindern).
2. Bedeutsame ernährungsbedingte Mangelerscheinungen.
3. Abhängigkeit von enteraler Ernährung oder oraler Nahrungsergänzung.
4. Deutliche Beeinträchtigung des psychosozialen Funktionsniveaus.

B. Das Störungsbild kann nicht besser durch einen Mangel an verfügbaren Lebensmitteln oder ein kulturell akzeptiertes Verhalten erklärt werden.

C. Die Essstörung tritt nicht ausschließlich im Verlauf einer Anorexia Nervosa oder Bulimia Nervosa auf, und es gibt keine Hinweise auf eine Störung in der Wahrnehmung der eigenen Figur oder des Körpergewichts.

D. Die Essstörung ist nicht Folge einer gleichzeitig bestehenden körperlichen Erkrankung und kann nicht besser durch eine andere psychische Störung erklärt werden. Wenn die Essstörung im Kontext einer anderen Erkrankung oder Störung auftritt, müssen die Symptome schwer genug sein, um für sich allein klinische Beachtung zu rechtfertigen.

1.8 Atypische Essstörungen und nicht näher bezeichnete Essstörungen

Um ein Krankheitsbild definieren zu können, ist es wichtig, weitgehende Einigung zu erzielen, welche Kriterien dafür vorliegen sollen. Es liegt in der Natur einer sich stetig weiterentwickelnden Forschung und Praxis, dass sich diese Kriterien im Laufe der Zeit vor dem Hintergrund wachsender Erkenntnisse über dieses Krankheitsbild ändern können. Deshalb ist es verständlich, dass es auch Essstörungen gibt, die nicht den klassischen Erkrankungen wie Bulimie, Magersucht oder Fettsucht zuzuordnen sind. Sie werden in der Regel als »nicht näher bezeichnete Essstörungen« beschrieben. Von solchen betroffen sind z. B. Menschen mit durchschnittlichem Gewicht, die keine typischen Phasen der Esssucht durchlaufen, aber häufig aus Angst vor Gewichtszunahme nach dem Essen erbrechen. Es gibt auch Frauen, die mit Ausnahme des Ausbleibens der Monatsregel alle Merkmale der Anorexia Nervosa erfüllen. Besteht eine Monatsregel, ohne dass sie durch Medikamente herbeigeführt wird, kann jedoch die Diagnose einer Anorexie, also einer Magersucht, nicht gestellt werden. In diesem Fall würde man das Krankheitsbild als atypische Essstörung mit anorektischer Symptomatik bezeichnen.

Die Weltgesundheitsorganisation (WHO) hat für Essstörungserkrankungen, die nicht sämtliche Diagnosekriterien der Anorexie erfüllen, die Bezeichnung »atypische Anorexia Nervosa« vorgesehen. Hierunter fallen Betroffene, bei denen ein oder mehr Kernmerkmale der Magersucht fehlen bei ansonsten ziemlich typisch klinischem Bild. Das gleiche gilt dann für die »atypische Bulimia Nervosa«. Darunter werden vor allem normalgewichtige Betroffene gefasst, die zwar typische Perioden von Essattacken mit anschließendem Erbrechen und Abführen aufweisen, andere Merkmale wie extreme Fixiertheit auf die Figur etc. jedoch nicht erfüllen.

Die nicht näher bezeichneten Essstörungen stellen zahlenmäßig eine sehr große, wahrscheinlich sogar die größte Gruppe der Essstörungen dar. Hier ist sicher noch weiterer Forschungsbedarf nötig, um mehr Klarheit zu erlangen, ob es sich um Essstörungen im engeren Sinn handelt. Bedenkt man jedoch alleine, wie lange es gedauert hat, die Bulimia Nervosa als eigenes Krankheitsbild zu definieren, besteht sowohl die Chance wie auch die Gefahr, durch die weitere Ausdifferenzierung der Krankheitsbilder immer mehr diagnostizierbare Krankheiten zu schaffen.

In der Literatur taucht z. B. immer wieder der Begriff »Orthorexia Nervosa« auf. Hier handelt es sich aus der Sicht der Betroffenen um ein sehr selektives Essverhalten, bei dem nur angeblich »hochgradig gesunde Nahrungsmittel« zu sich genommen werden und es auch zu ausgeprägter Unterernährung kommen kann.

Aber auch die Unterscheidung von normalem und krankhaftem Essverhalten nach chirurgischer Therapie einer Fettsucht ist schwierig, sollte aber auch nach den neuen Leitlinien mehr Beachtung finden.

Immer wieder tauchen bei den sog. »nicht näher bezeichneten Essstörungen« die gleichen Begriffe auf, die wir auch bei den klassischen Essstörungen sehen, nämlich Kontrollverlust, Pseudoautonomie und extreme Aufmerksamkeitslenkung auf Nahrung, Körper und Gewicht.

Tab. 4: Einteilung der atypischen bzw. NNB Essstörungen in den Klassifikationssystemen ICD-10 und DSM 5 (Abdruck erfolgt mit Genehmigung vom Hogrefe Verlag Göttingen aus dem Diagnostic and Statistical Manual of Mental Disorders, Fifth Edition, © 2013 American Psychiatric Association, dt. Version © 2015 Hogrefe Verlag.)

ICD-10-Kriterien der atypischen bzw. NNB Essstörungen	DSM-5-Klassifikation der Anderen Näher Bezeichneten Fütter- oder Essstörung
F 50.1 atypische Anorexia nervosa F 50.3 atypische Bulimia nervosa F 50.4 Essattacken bei sonstigen psychischen Störungen F 50.5 Erbrechen bei sonstigen psychischen Störungen F 50.8 sonstige Essstörungen F 50.9 nicht näher bezeichnete Essstörungen Untersucher, die diese Kategorien verwenden wollen, werden aufgefordert, eigene Kriterien zu formulieren. BES wird nicht erwähnt, wird üblicherweise unter F 50.9 kodiert.	Diese Kategorie gilt für Erscheinungsbilder, bei denen charakteristische Symptome einer Fütter- oder Essstörung vorherrschen, die in klinisch bedeutsamer Weise Leiden oder Beeinträchtigungen in sozialen, beruflichen oder anderen wichtigen Funktionsbereichen verursachen, bei denen die Kriterien für eine der Fütter- oder Essstörungen aber nicht vollständig erfüllt sind. Die Kategorie Andere Näher Bezeichnete Fütter- oder Essstörung wird in Situationen vergeben, in denen der Kliniker den Grund angeben möchte, warum die Kriterien für eine bestimmte Fütter- oder Essstörung nicht erfüllt sind. In diesem Fall wird »Andere Näher Bezeichnete Fütter- oder Essstörung« codiert, gefolgt vom jeweiligen Grund (z. B. »Bulimia Nervosa von geringer Häufigkeit«). Beispielhaft folgen Beschwerdebilder, die mithilfe der Kategorie »Andere Näher Bezeichnete Fütter- oder Essstörung« beschrieben werden können:

1. **Atypische Anorexia Nervosa:** Sämtliche Kriterien der Anorexia Nervosa sind erfüllt, allerdings liegt das Körpergewicht der Person trotz erheblichen Gewichtsverlusts im oder über dem Normalbereich.

2. **Bulimia Nervosa (von geringer Häufigkeit und/oder begrenzter Dauer):** Sämtliche Kriterien der Bulimia Nervosa sind erfüllt, jedoch treten die Essanfälle und das unangemessene Kompensationsverhalten im Durchschnitt seltener als einmal pro Woche und/oder weniger als 3 Monate lang auf.

51

Tab. 4: Einteilung der atypischen bzw. NNB Essstörungen in den Klassifikationssystemen ICD-10 und DSM 5 (Abdruck erfolgt mit Genehmigung vom Hogrefe Verlag Göttingen aus dem Diagnostic and Statistical Manual of Mental Disorders, Fifth Edition, © 2013 American Psychiatric Association, dt. Version © 2015 Hogrefe Verlag.) – Fortsetzung

ICD-10-Kriterien der atypischen bzw. NNB Essstörungen	DSM-5-Klassifikation der Anderen Näher Bezeichneten Fütter- oder Essstörung
	3. **Binge-Eating-Störung (von geringer Häufigkeit und/oder begrenzter Dauer):** Sämtliche Kriterien der Binge-Eating-Störung sind erfüllt, jedoch treten die Essanfälle im Durchschnitt seltener als einmal pro Woche und/oder weniger als 3 Monate lang auf.
	4. **Purging-Störung:** Wiederkehrendes Purging-Verhalten, um Gewicht oder Figur zu beeinflussen (z. B. selbstherbeigeführtes Erbrechen, Missbrauch von Laxanzien, Diuretika oder anderen Medikamenten) ohne Auftreten von Essanfällen.
	5. **Night-Eating-Syndrom:** Wiederkehrende Episoden nächtlichen Essens in Form von Essen nach dem Erwachen aus dem Schlaf oder von übermäßiger Nahrungsaufnahme nach dem Abendessen. Die Personen sind sich des Essens bewusst und können sich auch daran erinnern. Das »Night Eating« kann nicht besser durch externe Einflüsse, wie z. B. Veränderungen im individuellen Schlaf-Wach-Rhythmus oder regionale soziale Normen erklärt werden. Das »Night Eating« verursacht in klinisch bedeutsamer Weise Leiden und/oder Beeinträchtigungen in psychosozialen Funktionsbereichen. Das gestörte Essverhalten kann nicht besser durch eine Binge-Eating-Störung oder eine andere psychische Störung, einschließlich Substanzkonsumstörungen, erklärt werden und ist nicht Folge einer körperlichen Erkrankung oder eines Medikaments.

1.9 Essstörungen im Rahmen anderer psychischer Erkrankungen

Auch im Rahmen anderer psychischer Erkrankungen können Essstörungen auftreten und häufig leiden Patienten mit Essstörungen auch an anderen psychischen Störungen (▶ Kap. 2). Immer wieder wird im klinischen Alltag vor allem beispielsweise das sog. psychogene Erbrechen beschrieben, wobei für das Erbrechen keine organische Ursache gefunden wird. Häufig spielen stattdessen psychische Spannungszustände oder dissoziative Störungen im Hintergrund eine Rolle. Auch Essattacken können Begleiterscheinungen von psychischen Störungen sein. In den Diagnosekriterien werden sie in der Regel den nicht näher bezeichneten Essstörungen zugeordnet.

Selten treten im Rahmen psychiatrischer Erkrankungen im engeren Sinn – z. B. bei Wahnwahrnehmungen, Vergiftungsideen etc. – Essstörungen auf. Hier ist es wichtig, die korrekte fachliche Primärdiagnose zu stellen und diese zu behandeln, da in der Regel damit auch die verbundenen Essstörungen behandelt werden.

In jüngerer Zeit wurde auch immer wieder das sog. Night-Eating-Syndrom (NES) beschrieben, bei dem sich die Nahrungsaufnahme stark in die Abend- und Nachtstunden verschiebt. Letztlich gibt es aber dafür keine verbindliche Definition.

1.10 Körperliche Folgen und Risiken bei Essstörungen

Unzählige medizinische Berichte in Fachbüchern, Fachzeitschriften, aber auch in Illustrierten, Gesundheitsbroschüren etc. beschäftigen sich mit den schädlichen Auswirkungen des Übergewichts. Hingegen

53

wird über die Folgen und Risiken bei Magersucht und Bulimia Nervosa erst in jüngster Zeit, seit sich das Interesse auch auf diese Krankheitsbilder gerichtet hat, umfassender berichtet. Es wird allgemein angenommen, dass ausgeprägtes Übergewicht das Risiko, am Herzkreislaufsystem zu erkranken und möglicherweise einen Herzinfarkt zu erleiden, erhöht. Auch ernährungsbedingte Stoffwechselerkrankungen wie Diabetes (Zuckerkrankheit), Gicht sowie Fettstoffwechselstörungen gelten als Risiko bei Übergewicht. Diskutiert werden in wissenschaftlichen Berichten auch erhöhte Risiken für Gallenblasenkrebs sowie Brust- und Gebärmutterkrebs bei Frauen und auf der anderen Seite eine erhöhte Anfälligkeit für Dickdarm- und Prostatakrebs bei Männern. Die Berichte über die Gesundheitsschädlichkeit von Übergewicht wurden aber gerade in letzter Zeit kritisch unter die Lupe genommen und einiges musste als unhaltbar revidiert werden. Es zeigte sich sogar, das Übergewicht insgesamt auch einen Schutzfaktor für einige Krebserkrankungen bilden kann. Letztlich dürfte beim Übergewicht nicht so sehr das Gewicht an sich den Risikofaktor ausmachen. Ob ein Mensch adipös oder mager ist, darüber gibt die Waage im Grunde keine Auskunft. Durchtrainierte, muskulöse Menschen wiegen häufig sehr viel mehr als Bewegungsmuffel, auch wenn sie etwa die gleiche Körpergröße haben. Entscheidender ist vielmehr, wo das Fett sitzt. In der Vorsorgemedizin gilt die Regel, dass Fettpolster, die sich um die Leibesmitte angesiedelt haben (sogenannte Apfelform), auf ein erhöhtes Risiko hinweisen. Ausgeprägte weibliche Formen, aber auch eine gleichmäßige Fettverteilung beim Mann, stellen nach neueren Ergebnissen keinen wesentlichen Gesundheitsrisikofaktor dar. Es liegt auf der Hand, dass ein Bewegungs- und Gelenkapparat, der ein hohes Ballastgewicht von Fett mit bewegen muss, mehr verschleißanfällig ist als der Gelenk- und Bewegungsapparat eines Menschen mit normal trainierter Muskulatur. Im Kapitel über Adipositas sind wir bereits darauf eingegangen und halten es an dieser Stelle nochmals fest: Die Fettleibigkeit, und hier spielt sicher ihr Ausmaß eine Rolle, ist ein Risikofaktor für die Gesundheit. Dieser wurde jedoch häufig bei weitem überschätzt. Vielmehr liegt das eigentliche Risiko in einer unausgewogenen

Ernährung in Verbindung mit Diäten und mehr oder weniger starken Gewichtsschwankungen, die dann häufig in Sprüngen zur Fettleibigkeit führen. Da jedoch Körpergewicht und Dicksein sehr viel auch mit ästhetischen Vorstellungen zu tun haben, sind die psychischen Folgen nicht zu unterschätzen. Und gerade übergewichtige Menschen, die nach außen ausgeglichen und gemütlich wirken, sind innerlich häufig verunsichert, depressiv und verängstigt. In der Gier nach Kohlehydraten, wie sie bei einigen anzutreffen ist, kann der Versuch liegen, diese depressive Verstimmung zu bewältigen. Die biologische Erklärung lautet dafür: Eine kohlehydratreiche, vor allem zuckerreiche Mahlzeit verstärkt die Ausschüttung von Serotonin, einer Substanz, die Wohlbefinden, Müdigkeit und Sättigung auslöst. Unter diesem Gesichtspunkt wäre die Fettleibigkeit dann letztlich der zu zahlende Preis, um mit der depressiven Verstimmung besser umgehen zu können.

Während es also für die Fettleibigkeit umfangreiche und oft nicht haltbare Hinweise auf Risiken und Folgen gibt, werden die Folgeerscheinungen der Magersucht und der Bulimie trotz ihrer Ernsthaftigkeit oft unterschätzt. Die Sterblichkeitsrate bei der Magersucht ist eine der höchsten im psychiatrischen Fachgebiet überhaupt. Die Zahlen liegen zwischen 10 und 20 Prozent. Essstörungen können gesehen werden als krankhafte Bewältigungsstrategie in schwierigen Lebenssituationen, und ebenso müssen die körperlichen Folgen zum großen Teil als ein Versuch der Anpassung des Körpers gesehen werden, mit der kontinuierlichen oder relativen Unterernährung (asketische Magersucht/Bulimie) fertig zu werden.

Was sind die hungerbedingten Komplikationen? – Das Auffälligste an schwer magersüchtigen Patienten ist wohl ihr ausgemergeltes Aussehen. Trotz dieses Erscheinungsbildes sind viele Betroffene weiterhin extrem aktiv. Diese Patienten sehen häufig sehr krank und bleich aus. Dies könnte bereits ein Hinweis auf eine Blutarmut als Folge der generellen Unterernährung sein und hier insbesondere als Folge des B-Vitamin-Mangels. Dem Mediziner kann eine solche Blutarmut jedoch auch ein Hinweis dafür sein, dass unter Umständen ein vermehrter Alkoholkonsum vorliegt, wie dies bei bulimischen Betroffenen häufig der Fall ist.

Die Haut ist ein sehr sensibler Spiegel für Fehl- und Mangelernährung, durch die es zu hormonellen Anpassungsmechanismen kommt. Dies führt zu verlangsamtem Herzschlag, verminderter Körpertemperatur und einer Minderdurchblutung in der Peripherie des Körpers, um die verbleibende Energie lebenswichtigen Organen wie Herz, Eingeweiden und Gehirn zur Verfügung zu stellen. Der Blutdruck ist insgesamt gesenkt, das Körperfett ist fast völlig verschwunden, und die Haut zeigt sich trocken, schuppig. Häufig findet sich eine vermehrte Körperbehaarung in Form besonders feiner Härchen, wie sie bei Säuglingen nach der Geburt zu sehen ist. In Extremfällen kann es durch die mangelnde Polsterung sogar zu Liegegeschwüren kommen, da die Körperstellen, an denen die Haut direkt über dem Knochen spannt, nicht mehr ausreichend durchblutet sind. Das Kopfhaar erscheint brüchig und trocken (häufig massiver Haarausfall!), ebenso sind die Finger- und Zehennägel nicht selten brüchig und in manchen Fällen uhrglasartig aufgetrieben, was auf einen Abführmittelmissbrauch hindeuten kann. Manchmal ist die Haut etwas gelblich verfärbt, und diese Verfärbung kann auch noch Jahre, nachdem das Normalgewicht wieder erreicht ist, bestehen. Ein Grund wird darin gesehen, dass durch die Mangelernährung der Carotin-Umbau in der Leber gestört ist.

Der langsame Herzschlag, verbunden mit dem niedrigen Blutdruck, kann zu Schwindel und kurzen Ohnmachtsanfällen führen, besonders dann, wenn der Patient sich schnell aus einer liegenden Position aufrichtet.

Im Magen-Darm-Bereich führt der Hungerzustand zu einer Herabsetzung der gesamten Magen-Darm-Funktion. Dies kann zu Verstopfung, aber auch Völlegefühl und Schmerzen nach dem Essen führen.

Das Hormonsystem ist in aller Regel betroffen: Zur Diagnose der Magersucht gehört das Ausbleiben der Regelblutung über mindestens drei Monate. Aber auch bei der Bulimie zeigen sich aufgrund der relativen Unterernährung und Mangelernährung nicht selten Unregelmäßigkeiten in der Menstruation. Hier wird wieder ein Hinweis darauf gegeben, wie sinnvoll grundsätzlich der Körper auf eine solche Krankheit reagiert: In Hungerzeiten wäre es für eine Frau wohl nicht sinnvoll, schwanger zu werden. Als Folge des Gewichtsverlustes finden sich häufig ebenso eine Minderung des sexuellen Interesses und eine veränderte Wahrnehmung der Umwelt.

Das Muskel- und Skelettsystem reagiert mit allgemeiner Ermüdung und Leistungsschwäche. Dies kann ein Zeichen für die mangelnde Substanz sein, kann aber genauso gut auf die Störung von Körpersubstanzen hinweisen, die für die Reizleitung und Funktion unserer Muskulatur sowohl in der Skelettmuskulatur wie am Herzen nötig sind. Eine besondere Bedeutung hat hier das Kalium, das dramatisch vermindert sein kann. Essgestörte Patienten gewöhnen sich zwar in gewisser Weise an den niedrigen Kaliumspiegel und sie tolerieren Werte, die für einen Nichtessgestörten, bei dem es aus anderen Gründen plötzlich zu einem Kaliumabfall kommt, bereits lebensbedrohlich sind. Dennoch leiden sie in unterschiedlichem Ausmaß an typischen Symptomen der sog. Hypokaliämie (erniedrigter Kaliumspiegel). Diese äußern sich in Müdigkeit, Unkonzentriertheit bis hin zu Verwirrtheit, in Muskelschwäche bis hin zu allgemeinen Lähmungen und Lähmungen der Atemmuskulatur. Die Magen-Darm-Tätigkeit ist zusätzlich zur Hungerreaktion extrem herabgesetzt, die Verweildauer von Speisen ist verlängert, verbunden mit Übelkeit, Völlegefühl und teilweisem Erbrechen bei verminderter Magensäureproduktion. Die elektrische Erregbarkeit des Herzens ist gestört, es kommt zu Rhythmusstörungen bis hin zu plötzlichem Herzstillstand. Die Nierenfunktion ist in unterschiedlichem Maße gestört, angefangen von verminderter Funktionsfähigkeit der Niere überhaupt und Störungen der Harnproduktion, Anfälligkeit zu Entzündungen, Untergang von Nierenstrukturen, in Extremfällen verbunden mit Nierenversagen mit der Konsequenz, dass eine künstliche regelmäßige Blutwäsche erfolgen muss. Die als besonders belastend erlebte Wassereinlagerung ist ebenfalls als Ausdruck einer ernährungsbedingten Stoffwechselstörung im Nierensystem zu sehen.

Es gibt einige Bulimie-spezifische Folgen, die noch zu erwähnen sind. Seltene, aber dennoch immer wieder gesehene Hinweise sind oberflächliche Narben am Handrücken, die entstehen, weil Patienten beim Herbeiführen des Würgereflexes, der bei einigen sehr leicht, bei anderen sehr schwer auszulösen ist, sich beim Einführen der Finger in den Schlund auf den Handrücken beißen. Geschwollene Ohrspeicheldrüsen sind die Folge von häufigem Erbrechen, vermutlich in Zusammenhang mit der Übersäuerung, aber auch der vermehrten Tätigkeit der Speicheldrüsen. Diese Speicheldrüsenschwellungen sind überwiegend nicht schmerzhaft, führen aufgrund des teilweise entstellenden Aussehens jedoch zu vielfachen Arztbesuchen und oft auch zu unnötigen und belastenden diagnostischen Eingriffen. Wenn die bulimische Symptomatik nicht mehr vorhanden ist, werden diese Drüsenschwellungen vorübergehend schmerzhaft, im Weiteren können sie sich jedoch völlig zurückbilden.

Die Ursachen der teils erheblichen Zahnschäden sind bei asketisch-anorektischen Patienten nicht letztlich geklärt. Vermutlich sind Lockerungen im Zahnwurzelbereich durch die generelle Knochenbrüchigkeit (Osteoporose) mitverantwortlich. Häufiges Erbrechen sowie vermehrter Zuckerkonsum bei Heißhungeranfällen haben erhebliche Zahnschäden, vor allem Kariesschäden zur Folge. Eine spezielle und intensive Zahnhygiene ist erforderlich, um nicht bereits in frühen Jahren auf eine Teil- oder Vollprothese angewiesen zu sein.

Da bulimische Patienten immer mehr die Fähigkeit zu erbrechen »entwickeln«, gelingt es einem Teil, den Würgereflex weitgehend ohne Manipulation und Anstrengung auszulösen. Bei diesen Patienten besteht in der Regel eine Erschlaffung und Ausweitung des Magenschließapparates. Durch den häufigen Rückfluss von angesäuerten Speisen in die Speiseröhre kommt es wiederum zu Reizungen der Speiseröhre, ggf. mit Blutungen. Exzessives Erbrechen bzw. die Einnahme riesiger Mengen Nahrungsmittel bei einem Fressanfall bergen im Extremfall die Gefahr, dass Speiseröhre oder auch Magenwand dem Druck nicht mehr standhalten und reißen. Einer Patientin wurde geraten, nach einem extremen Fressanfall das Erbrechen mit großen Mengen Salzwasser herbeizuführen, was in kurzer Zeit zu einem Aufreißen der Magenwand führte. Diese Frau musste nach einer Notoperation über mehrere Monate auf einer Intensivstation wegen eines lebensbedrohlichen Zustandes behandelt werden.

Eine zusätzliche Komplikation ergibt sich, wenn Patienten Abführmittel regelmäßig und in größeren Mengen einnehmen. Da die meisten Abführmittel zunächst die Darmträgheit anregen, erfolgt zum einen eine Gewöhnung, die dann immer höhere Dosen erfordert, zum anderen bergen gerade Abführmittel die große Gefahr, dass noch mehr Kalium ausgeschieden wird und damit die Grundlage für vermehrte Verstopfung bis hin zur Darmlähmung gelegt wird. Viele Essgestörte sind der Ansicht, dass sie über Abführmittel ihren Darm »reinigen« könnten und bedenken nicht, dass es letztlich zu einer gefährlichen Irritation des gesamten Darmbereiches mit schweren nachfolgenden Schäden führen kann.

Die beschriebene verringerte Funktion des Hormonsystems, und hier insbesondere der weiblichen Sexualhormone, aber auch der Schilddrüsenhormone, führen dazu, dass viele Patienten Hormonpräparate erhalten, die nicht sinnvoll sind, da – wie erwähnt – der Körper versucht, sich an den Hungerzustand anzupassen. Gerade Schilddrüsenhormone führen wieder zu einem vermehrten Stoffwechselgeschehen, belasten den unterernährten Organismus und können somit sogar eher schädigend wirken. Gelegentlich werden diese Schilddrüsenpräparate gezielt eingesetzt, um eine Verminderung des Körpergewichtes zu erreichen. Dies ist besonders gefährlich, da es einen Eingriff in ein labiles System bedeutet. Etwas anders verhält es sich bei den Sexualhormonen. Vor allem Frauen sind nach Ausbleiben der Regelblutung (Menopause) gefährdet, an Osteoporose (Knochenbruchkrankheit) zu erkranken. Aufgrund der verminderten Östrogenproduktion kann es auch bei Essstörungspatientinnen und hier besonders bei anorektisch und bulimisch-anorektischen Patienten zu einer Osteoporose teils erheblichen Ausmaßes kommen. Aufgrund neuartiger Röntgen- und Computerverfahren ist es möglich, das Ausmaß der Osteoporose relativ genau zu bestimmen und festzulegen, in wie weit die Gefahr eines Knochenbruches ohne besondere Belastung gegeben ist. In der Klinik sehen wir immer wieder junge Frauen zwischen 20 und 25 Jahren, die die Knochenstruktur einer 80-jährigen Frau mit entsprechender Gefährdung aufweisen. Und teilweise entdecken wir auch, dass bereits Wirbelkörper gebrochen sind, ohne dass dies den Betroffenen bewusst war, die nur über extreme Schmerzen geklagt hatten. Während man früher davon ausging, dass das gesamte Hormonsystem sich von selbst einregelt, wenn über einen längeren Zeitraum wieder ausreichende Energie in Form von ausgewogener Ernährung bereitgestellt wird und sich das Gewicht normalisiert, ist man bei der Osteoporose heute eher der Ansicht, dass sie hormonell behandelt werden sollte. Es werden dabei spezielle Östrogen-Gestagen-Präparate verwendet, die spezifisch bei der Knochenbrucherkrankung wirken (dies sollte nicht gleichgesetzt werden mit der »Pille« zur Empfängnisverhütung). Neben der medikamentösen Behandlung ist es für Patientinnen, die bereits eine Osteoporose haben, sehr wichtig, sich täglich bei bedachter Lebensweise körperlich aktiv zu zeigen. Gleichermaßen ist auf eine lebenslange ausgewogene calciumreiche und phosphatarme Ernährung zu achten. Calciummangel in der Nahrung begünstigt nochmals eine ungünstige Entwicklung. Um die Vitamin-D-Produktion anzukurbeln, erscheint es für diese Betroffenen wichtig, sich in vernünftigem Maße Sonnenlicht auszusetzen.

Folgen einseitiger Ernährung und Gewichtsverlust bei Magersucht und Bulimia

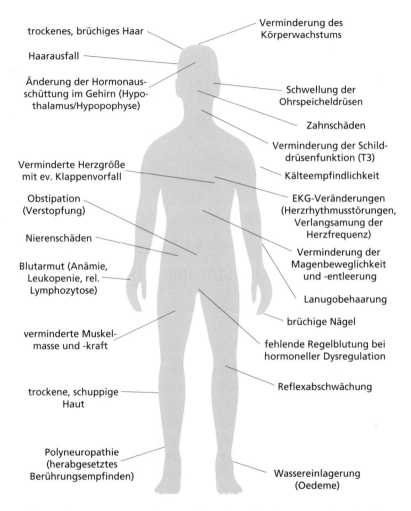

trockenes, brüchiges Haar

Haarausfall

Änderung der Hormonaus-
schüttung im Gehirn (Hypo-
thalamus/Hypopophyse)

Verminderte Herzgröße
mit ev. Klappenvorfall

Obstipation
(Verstopfung)

Nierenschäden

Blutarmut (Anämie,
Leukopenie, rel.
Lymphozytose)

verminderte Muskel-
masse und -kraft

trockene, schuppige
Haut

Polyneuropathie
(herabgesetztes
Berührungsempfinden)

Verminderung des
Körperwachstums

Schwellung der
Ohrspeicheldrüsen

Zahnschäden

Verminderung der Schild-
drüsenfunktion (T3)

Kälteempfindlichkeit

EKG-Veränderungen
(Herzrhythmusstörungen,
Verlangsamung der
Herzfrequenz)

Verminderung der
Magenbeweglichkeit
und -entleerung

Lanugobehaarung

brüchige Nägel

fehlende Regelblutung bei
hormoneller Dysregulation

Reflexabschwächung

Wassereinlagerung
(Oedeme)

Abb. 4: Folgen einseitiger Ernährung und Gewichtsverlust bei Magersucht und Bulimie

61

2

Andere psychische Störungen bei Essstörungen

Viele Essstörungsbetroffene weisen auch andere psychische Störungen auf. Diese können vorbestehen, zur gleichen Zeit auftreten, oder sich auch später im Leben manifestieren. Teilweise liegen ähnliche Ursachen vor, entweder im Sinne einer erblichen Disposition, bestimmter Persönlichkeitsfaktoren oder Belastungsfaktoren, die gleichermaßen Ursache sowohl der Essstörung als auch anderer psychischen Störungen sein können. Psychische Störungen können aber auch sekundär als Folge einer Essstörung auftreten.

Im Folgenden ist der wissenschaftliche Kenntnisstand zu anderen psychischen Störungen, die bei Essstörungen häufig auftreten, zusammengefasst.

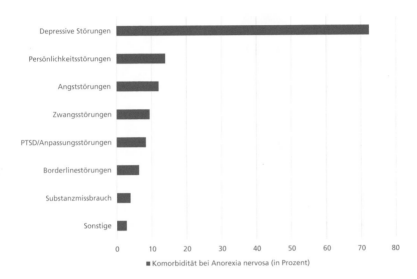

Abb. 5: Komorbidität bei Patienten mit Anorexia Nervosa, N = 2511 (Schön Klinik Roseneck)

Die Abbildungen 5 und 6 zeigen die Häufigkeiten klinisch gestellter psychiatrischer Diagnosen bei stationär behandelten Patienten mit Anorexia nervosa und Bulimia nervosa.

63

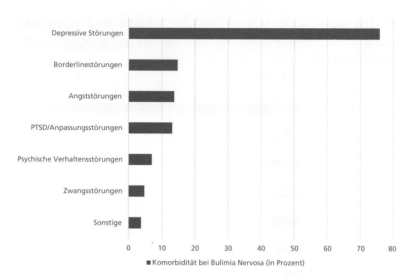

Abb. 6: Komorbidität bei Patienten mit Bulimia Nervosa, N = 1959 (Schön Klinik Roseneck)

2.1 Affektive Störungen und Essstörungen

Verbindungen von Essstörungen und affektiven Erkrankungen sind bei allen Essstörungen besonders häufig und werden übereinstimmend berichtet (Myers und Wiman, 2014).

2.1.1 Depression und Essstörungen

In der wissenschaftlichen Literatur werden bei Essstörungen Häufigkeiten für eine majore Depression über die gesamte Lebensspanne mit ca. 40 % für die Anorexie und mit ca. 50 % bei der Bulimie angegeben (Rodgers & Paxton, 2014). In einer Auswertung von Patienten der Schön Klinik Roseneck finden wir sogar noch höhere Häufigkeitsraten. Dies ist dadurch erklärbar, dass bei Patienten, bei denen eine stationäre Behandlung erforderlich ist, im Durchschnitt ein höherer Schweregrad vorliegt als bei einer Gesamtstichprobe an Betroffenen und somit auch die Wahrscheinlichkeit größer ist, dass sie begleitend oder auch als Folge an einer weiteren psychischen Störung leiden. Auswertungen des Schweregrades der Depressivität bei Patientinnen mit Magersucht zeigten, dass depressive Symptome etwa so schwer ausgeprägt waren wie bei Betroffenen, die an einer mittelschweren oder schweren depressiven Episode leiden, wobei es durchaus große Unterschiede zwischen den Patienten gab. Die Betroffenen zeigen meist eine Vielzahl von Symptomen einer Depression, die sich aber teilweise auch mit den Symptomen der Essstörung überlappen. Zum Beispiel sind sie niedergeschlagen, gefühllos, leiden an Schlafstörungen, sind gedanklich eingeengt und grübeln viel, sind zurückgezogen, haben wenig Interesse und Freude, weniger Kraft und Energie, ein stark herabgesetztes Selbstwertgefühl und viele andere Symptome. Im Rahmen einer intensiven Behandlung und damit verbundenen Gewichtssteigerung kommt es im Durchschnitt zu einer deutlichen Besserung vieler dieser depressiven Symptome (Voderholzer et al. 2015).

Bezüglich der Erklärung und Hintergründe, warum depressive Symptome so häufig bei Essstörungen auftreten müssen verschiedene Aspekte betrachtet werden.

Essstörungen können auch auf dem Boden bzw. als Folge einer Depression oder emotionalen Instabilität auftreten. Es ist bekannt, dass bei bestimmten Formen von Depressionen, insbesondere sehr schweren Depressionen, der Appetit stark vermindert ist und ein Gewichtsverlust auftritt. Eine starke Gewichtsabnahme muss daher nicht Folge einer Essstörung sein, sondern kann durch eine schwere Depression ausgelöst werden.

Auf der anderen Seite wird Essen auch gezielt genutzt, um Stimmung zu beeinflussen. Dieser Mechanismus spielt bei Essstörungen mit Essanfällen wie der Bulimia nervosa und der Binge-Eating-Störung eine besondere Rolle. Diese Betroffenen neigen dazu, auf negative Gefühle mit Essanfällen zu reagieren, die ihnen kurzfristig helfen, negative Gefühle zu bewältigen und Spannung abzubauen, wenngleich langfristig durch die Folgen der Essstörung noch mehr negative Gefühle hervorgerufen werden (Naumann et al., 2015). Bei der Binge-Eating-Störung wurde eine Lebenszeitprävalenz für affektive Störungen zwischen 46 % und 54 % berichtet (Wilfley et al., 2016).

In der wissenschaftlichen Literatur konnte übereinstimmend bestätigt werden, das zwischen Depressivität und ungesundem Ernährungsverhalten, übermäßigem Essen, Essen mit Kontrollverlust sowie Binge-Eating-Verhalten bidirektionale Zusammenhänge bestehen, d. h., Depressivität fördert gestörtes Essverhalten und umgekehrt (Sinclair-McBride & Cole, 2017).

2.1.2 Bipolare Störung und Essstörungen

Patienten mit bipolarer Störung leiden an depressiven und manischen Phasen, die im Wechsel auftreten, wobei depressive Phasen meist häufiger sind.

In einer Untersuchung von McElroy et al. (2016) hatten 27 % der Patienten mit bipolarer Störung auch eine zusätzliche Essstörung nach DSM-5-Kriterien, wobei es sich in den meisten Fällen um eine Bulimia Nervosa (15 %) oder Binge-Eating-Störung (12 %) und nur ganz selten um eine Anorexia Nervosa (0,2 %) handelte. Die Wahrscheinlichkeit, bei einer bipolaren Störung eine zusätzliche Essstörung zu entwickeln war bei Frauen in jüngerem Alter größer (McElroy et al., 2016). Bipolare Störungen bei Essstörungen waren gehäuft mit selbstverletzendem Verhalten und Suizidalität, Substanzmissbrauch oder Therapieresistenz der Essstörung assoziiert (Campos et al., 2013; Stein et al., 2004). Als Erklärungsansatz der Überschneidungsbereiche zwischen Essstörungen und bipolarer Störung werden gemeinsame genetische Faktoren oder der Gebrauch bestimmter psychotroper Substanzen (z. B. über eine pharmakologisch-induzierte Essstörung) diskutiert (McElroy et al., 2016).

2.2 Persönlichkeitsstörungen und Essstörungen

Persönlichkeitsstörungen sind allgemein häufig bei allen psychischen Erkrankungen und haben, insbesondere bei schweren Persönlichkeitsstörungen, oftmals einen ungünstigen Einfluss auf die Heilungschancen der psychischen Erkrankung. Der Zusammenhang zwischen Persönlichkeitsfaktoren wie Ängstlichkeit, Unsicherheit und Perfektionismus und der Entwicklung von Essstörungen ist bereits im Kapitel 2.2 beschrieben. In Studien zeigten sich besonders häufig Persönlichkeitsstörungen wie Borderline-Störungen bei Patienten mit Bulimia nervosa sowie Anorexia nervosa vom Purging-Typ (Farstad et al., 2016). Über alle Essstörungen hinweg ergeben sich beispielsweise für die Binge-Eating-/ Purging-Symptomatik häufig Assoziationen zu Persönlichkeitsstörungen mit dramatisch-emotionalem Verhalten und erhöhter Impulsivität (Cluster-B-Störungen), während restriktive Verhaltensweisen oder übermäßige körperliche Aktivität eher Zusammenhänge mit Persönlichkeitsstörungen aus dem ängstlich-vermeidenden Formenkreis (Cluster-C-Störungen), insbesondere der zwanghaften Persönlichkeit aufzeigen (Farstad et al., 2016). Mittels einer Übersichtsarbeit von Farstad et al. (2016) konnten Persönlichkeitseigenschaften erkannt werden, die generelle Assoziationen zum Spektrum der Essstörungen aufweisen. Unter Ihnen befanden sich insbesondere erhöhte Werte für Perfektionismus, häufig erkennbar an unrealistisch hohen Erwartungen an die eigene Person, Neurotizismus, Vermeidungsmotivation, Sensitivität für soziale Interaktionen mit Belohnungscharakter, sowie ein niedrigeres Ausmaß an Extraversion (Farstad et al., 2016). Veränderungen hinsichtlich Perfektionismus nach einer Behandlung der Essstörung konnte bei der Mehrzahl der Studien nicht beobachtet werden (Agüera et al., 2012; Cassin & von Ranson, 2005; Segura-García et al., 2013), d. h., Persönlichkeitsfaktoren sind meist sehr stabile Merkmale, die Krankheitsepisoden überdauern.

67

Studien, die die verschiedenen Essstörungen untereinander verglichen, fanden bei Patienten mit Bulimie höhere Werte für Impulsivität im Vergleich zur Anorexie (Farstad et al., 2016).

Bei Impulsivität handelt es sich um das Auftreten impulsiver Verhaltensweisen beim Erleben sowohl positiver als auch negativer Emotionen extremen Ausmaßes, begleitet von Planungsdefiziten, Schwierigkeiten bei der Aufrechterhaltung einer einzelnen Tätigkeit und »sensation seeking« (Farstad et al., 2016). Das Persönlichkeitsmerkmal »sensation seeking« ist gekennzeichnet von der Suche nach Abwechslung und neuen Erlebnissen, um eine ständige Spannung zu erleben. Untersuchungen der Vergangenheit lieferten bereits Anhaltspunkte dafür, dass die Wahrscheinlichkeit impulsiver Handlungen im Zuge des Erlebens negativer Emotionen von extremer Natur bei Patienten mit Essstörungen im Vergleich zu gesunden Kontrollpersonen erhöht sein könnte (Boisseau et al., 2012; Fischer, Settles, Collins, Gunn, & Smith, 2012; Fischer, Smith, & Cyders, 2008; Rosval et al., 2006). Diese Ausprägung der Impulsivität scheint aufgrund konsistenter Befunde auch mit erhöhtem Binge-Eating- und Purging-Verhalten, sowie unkontrolliertem Essen verbunden zu sein (Brownstone et al., 2013; Forney et al., 2014; Hoffman et al., 2012). Bei differenzierter Betrachtung der einzelnen Essstörungen stellt sich eine schwerwiegendere Ausprägung der beschriebenen Facette der Impulsivität für Patienten mit Bulimie im Vergleich zur Anorexie dar, während innerhalb der Anorexie Patienten des Binge-Eating/Purging-Typs (AN-BP) zur stärkeren Ausprägung tendieren als Personen des restriktiven Typus (AN-R) (Farstad et al., 2016; Le Grange et al., 2013).

2.3   Essstörungen und ADHS

Erst in jüngster Zeit wurde auch der Zusammenhang zwischen Essstörungen und Aufmerksamkeit-Defizit-Hyperaktivitätsstörungen (ADHS) häufiger untersucht. Dabei handelt es sich um eine Störung, die im Kindesalter häufiger bei Jungen als bei Mädchen auftritt und bei einem Teil der Betroffenen ins Erwachsenen Alter fortdauert. Man unterscheidet zwischen einem unaufmerksamen (»verträumt«) und hyperaktiv-impulsiven Typus mit motorischer Hyperaktivität (»Zappelphillipp«). Erwachsene mit ADHS leiden oft an einer inneren Unruhe und Desorganisiertheit, emotionaler Instabilität und vermehrter Impulsivität und haben auch ein erhöhtes Risiko für Suchterkrankungen.

Da emotionale Instabilität und Impulsivität Zusammenhänge insbesondere mit dem Binge-/Purge-Verhalten zeigen, ist es naheliegend, dass auch bei ADHS ein erhöhtes Risiko für Essstörungen besteht.

In einem aktuellen Review fassten Kaisari et al. (2017) die Ergebnisse von insgesamt 72 Studien systematisch zusammen, die mögliche Verbindungen von Essstörungen zu ADHS, die bereits in früherer Literatur thematisiert wurden, bei Kindern, Jugendlichen und Erwachsenen behandeln (Bleck & DeBate, 2013; Mikami et al., 2010; Mikami et al., 2008) Wie zu erwarten zeigte sich ein positiver Zusammenhang zwischen impulsiver Symptomatik bei ADHS und gestörtem Essverhalten, insbesondere für übermäßiges Essen und Bulimie. In einer weiteren Studie (Svedlund et al., 2017) bestätigten sich die Zusammenhänge zwischen ADHS und Bulimie, aber auch der Zusammenhang mit der Anorexie vom Binge-/Purging-Typ. Überdies ließen sich bei Männern auch Hinweise auf eine Assoziation der hyperaktiven Symptomatik bei ADHS mit Essstörungen finden (Kaisari et al., 2017). Ähnliche Ergebnisse brachte auch das Review von Levin und Rawana (2016) über die Komorbidität von ADHS und Essstörungen über die Lebensspanne mit insgesamt 74 852 Personen zutage. Siebzig Prozent der einbezogenen Studien stützen die Annahme einer starken Assoziation der beiden Störungsbilder. Assoziationen zwischen ADHS und einem Kontrollverlust über das eigene Essverhalten einschließlich übermäßiger Nahrungsaufnahme ließen sich bei allen Studien feststellen, die in das Review von Kaisari et al. (2017) einbezogen wurden. Pagoto et al. (2010) berichten zudem von einer geringeren Selbstwirksamkeit bezüglich der Kontrolle des Essverhaltens bei Erwachsenen mit ADHS-Symptomatik im Vergleich zu Kontrollpersonen. Zur detaillierten Betrachtung von Essanfällen und übermäßiger Nahrungsaufnahme werteten die Autoren 12 Studien aus. Hierbei wurden die mit Essanfällen und übermäßiger Nahrungsaufnahme verbundenen Verhaltensweisen wie das Essen bei emotionaler Erregung (emotional eating), Essen bei Schmackhaftigkeit und bloßer Verfügbarkeit von Nahrungsmitteln (hedonistic eating) oder einer erhöhten Empfänglichkeit für Hungergefühle, erfasst. Hinweise für eine Assoziation der geschilderten Verhaltensweisen zum Störungsbild ADHS liefert ein Großteil der einbezogenen Studien. Im Rahmen einer groß angelegten Untersuchung von Kim et al. (2014) mit mehr als 10 000 teilnehmenden Kindern in Korea konnten die Assoziationen zwischen Essverhalten und ADHS nochmals spezifiziert werden. Demnach stand ADHS in positivem Zusammenhang mit dem Konsum ungesunder Lebensmittel und der Anzahl der Essanfälle mit übermäßiger Nahrungsaufnahme pro Woche (Kim et al., 2014).

2.4 Zwangssymptome und zwanghaftes Verhalten bei Essstörungen

Alle Essstörungen weisen als gemeinsames Merkmal dysfunktionale Gedanken und Verhaltensweisen bezogen auf Essen und Körperbild sowie eine übertriebene, z. T. exzessive und zwanghafte Beschäftigung mit diesen Themen auf. Die Kategorie der Zwangsspektrumsstörungen im DSM-5 umfasst neben klassischen Zwangshandlungen und -gedanken auch Impulskontrollstörungen, neuropsychiatrische Störungen sowie Störungen, bei welchen ein pathologisches Beschäftigtsein mit dem Körper vorliegt, wie bspw. die körperdysmorphe Störung.

Essstörungen und Zwangsstörungen treten häufig gemeinsam auf. In der wissenschaftlichen Literatur wurden Häufigkeiten von 10 bis zu 60 % für eine zusätzliche Zwangsstörung bei Erstdiagnose Magersucht und von bis zu 40 % bei Erstdiagnose einer Bulimie beschrieben (Godart et al. 2002). Auch die zwanghafte Persönlichkeit wurde bei Essstörungen, vor allem bei Magersucht häufiger beschrieben (Piran et al. 1988; Wonderlich et al. 1992). Umgekehrt hatten Patienten mit Zwangsstörungen in 13 bis zu 42 % im Laufe ihres Lebens auch einmal eine Essstörung (Halmi et al. 2005; Wu 2008). In Familienstudien zeigt sich, dass Zwangsstörungen und zwanghafte Persönlichkeitsstörungen häufiger bei Familienangehörigen von Essstörungspatienten auftreten als in Kontrollgruppen (Bellodi et al. 2001; Lilenfeld et al. 1998). Die breite Streuung dieser Raten ist zum Teil auf unterschiedliche Messinstrumente in den einzelnen Studien und die nicht immer eindeutige Abgrenzung von Zwangssymptomen, die unabhängig von Essstörungen auftreten und Zwangssymptomen im Zusammenhang mit Essstörungen, zurückzuführen. Zwanghafte Symptome bezogen auf das Essverhalten, treten bei der Mehrzahl der Patienten mit Essstörungen und ganz besonders bei der Magersucht auf und rechtfertigen noch nicht die Diagnose einer Zwangsstörung (▶ Kasten 1).

Kasten 1: Zwanghafte Symptome bei Essstörungen

Beispiele für zwanghafte Symptome bei Essstörungen, die im Zusammenhang mit der Essstörung stehen:

- Zwanghaftes Denken an Essen und Gewicht
- Zwanghaftes Kalorienzählen
- Zerkleinern des Essens in bestimmte Teile
- Essen in einer bestimmten Reihenfolge
- Kauen in einer bestimmten Anzahl
- Essen nur nach vorheriger Erfüllung bestimmter Leistungen
- Zwanghaftes Bewegungsverhalten

Eine zusätzliche Zwangsstörung als weitere Diagnose ist nur dann gerechtfertigt, wenn auch Zwänge auftreten, die nicht in direktem Zusammenhang mit der Essstörung stehen, etwa Wasch- und Reinigungszwänge, Kontroll- und/oder Ordnungszwänge, die sich auf persönliche Gegenstände oder die Wohnung beziehen. Von einer zusätzlichen Zwangsstörung, bei der Zwangssymptome in signifikantem Ausmaß, d. h., mit Alltagsbeeinträchtigung auch unabhängig vom Essen bestehen, waren bei unseren Patientinnen etwa 10 % der Magersüchtigen und ca. 5 % der Bulimikerinnen betroffen.

Warum treten Essstörungen und Zwangsstörungen so häufig gemeinsam auf?

Ähnlichkeiten von Essstörungen und Zwangsstörungen finden sich in den Symptomen (▶ Kasten 1) (Sallet et al. 2010). Essstörungen und Zwangsstörungen haben ein ähnliches Erstmanifestationsalter und weisen Ähnlichkeiten im Verlauf und bezüglich ihrer Komorbiditäten auf (Halmi et al. 1991). Auch finden sich bestimmte Persönlichkeitsmerkmale in höherer Ausprägung gehäuft bei beiden Störungsbildern, so bspw. Perfektionismus, Akribie und Rigidität (Anderluh et al. 2003; Jimenez-Murcia et al. 2007). Weiterhin weisen beide Störungsbilder ähnliche neuropsychologische Beeinträchtigungen, zum Beispiel in der Gedächtnisleistung auf (Sherman et al. 2006; Steinglass et al. 2006; Lavender et al. 2006). Und nicht zuletzt geht man bei beiden Störungsbildern von Veränderungen im serotonergen System aus (Jarry et al. 1996; Barbarisch, 2002).

Eine weitere plausible Erklärung der Überlappung beider Störungen ergibt sich, wenn man die Funktionen der Störung betrachtet. Unter Funktionen einer Erkrankung sind die positiven Folgen einer Störung für den Betroffenen zu verstehen. Zwangshandlungen dienen dazu, kurzfristig negative Gefühle und Anspannung zu reduzieren und vermitteln kurzfristig das Gefühl der Kontrolle und Sicherheit (wenngleich langfristig dadurch die Unsicherheit aufrechterhalten wird). Genau diese Funktionalität der Symptomatik ist bei Zwangsstörungen und Essstörungen sehr ähnlich. Das ist vielen Betroffenen auch bewusst, etwa wenn sie ihre Störung als »Fluch und Segen in einem« oder Feind und gleichzeitig »bester Freund« – das sagen viele Magersüchtigen über ihre Essstörung – bezeichnen.

Die Störung aufzugeben ist daher mit Ängsten verbunden, die Kontrolle und dieses Gefühl von Sicherheit zu verlieren, was gleichermaßen für Zwangsstörungen und Essstörungen, besonders die Magersucht gilt und sicherlich mit ein Grund für die Hartnäckigkeit und Chronifizierungsneigung der Störungen ist.

Aufgrund des gehäuften gemeinsamen Auftretens von Ess- und Zwangsstörungen und der oben genannten Ähnlichkeiten gehen manche Forscher davon aus, dass es sich nicht um zwei getrennte Störungsbilder handelt, sondern dass sich Essstörungs- und Zwangssymptome auf einem Kontinuum verteilen, in dessen Mitte sich Patienten mit komorbider Ess- und Zwangsstörung befinden. Dagegen spricht, dass Essstörungspatienten eine eher ich-syntone zwanghafte Beschäftigung und Verhalten bezogen auf Essen und Körperbild zeigen, während Zwangsstörungspatienten ein breites Spektrum von ich-dystonen Zwangsgedanken mit Ängsten vor Verunreinigung und aggressiven, sexuellen Inhalten aufweisen (Lee, 1990; Thiel et al. 1998). Mit »ich-synton« ist gemeint, dass die Betroffenen die Gedanken mehr als zu sich selbst gehörig erleben und von ihnen überzeugt sind, während bei »ich-dystonen« Gedanken die Gedanken als fremd und unsinnig erlebt werden.

2.5 Bewegungszwang und Bewegungsdrang (Compulsive Exercise) bei Essstörungen

Ein besonders hartnäckiges und immer noch schwer zu behandelndes Symptom bei Essstörungen ist der Bewegungsdrang. Besonders Patienten mit Magersucht aber auch Bulimie haben einen oft stark gesteigerten Drang, sich bewegen zu müssen. Dies zeigt sich zum Beispiel in sehr häufigem und übertriebenem Joggen oder Spazierengehen oder auch körperlichen Übungen, die auch innerhalb der Wohnung ausgeübt werden können, wie zum Beispiel Situps oder Liegestützen. Mahlzeiten sind oft ein Auslöser, sich im Anschluss daran bewegen zu müssen, indem z. B. bestimmte Wegstrecken abgegangen werden müssen. Die Betroffenen fallen dabei für Außenstehende durch ihre Getriebenheit und oft schnelles Gehen auf (»anorektischer Stechschritt«). Die Abgrenzung vom normalen Bewegungsverhalten und sportlicher Betätigung junger Menschen ergibt sich einerseits durch das exzessive, stark übertriebene Ausmaß und andererseits durch die Motive für die Bewegung (Egan et al., 2017). Während bei gesunden jungen Menschen sportliche Betätigung in der Regel mit Lust verbunden ist und als Ausgleich zu geistiger Tätigkeit in Schule und Studium oder der Arbeit mit positiven Gefühlen verbunden und in der Regel gesundheitsförderlich ist, wird exzessives Bewegungsverhalten bei Betroffenen mit Essstörung vorrangig als gegensteuernde Maßnahmen zum Kalorienverbrennen, zur Bewältigung negativer Gefühle oder aus einem Leistungsgedanken heraus in sehr zwanghafter Weise ausgeübt (Schlegl et al., 2018).

Es gibt viele unterschiedliche Bezeichnungen für dieses übertriebene, exzessive Bewegungsverhalten, wie zum Beispiel »zwanghaftes« Bewegungsverhalten (Compulsive Exercise, Driven Exercise) oder auch ungesundes Bewegungsverhalten (Unhealthy Excercise), was insbesondere bei Magersüchtigen häufig eindrucksvoll der Fall ist, wenn trotz massiven Untergewichts weiterhin exzessiv Sport getrieben wird.

Bewegungszwang wird definiert als kontinuierlicher starrer und extremer Drang zur körperlichen Betätigung mit Schwierigkeiten, auf negative Konsequenzen (wie z. B. Verletzungen) mit einer Reduktion der Aktivität zu reagieren. Die Betroffenen fühlen sich gezwungen, das Verhalten auszuüben, obwohl sie die Unsinnigkeit oder zumindest den übertriebenen Charakter erkennen. Oftmals sind sie von dem Bewegungszwang sehr gequält, es fällt ihnen aber extrem schwer, diesen Drang zu unterdrücken.

Eine Patientin berichtete, dass sie jeden Tag genau 2 Stunden an einem Fahrradergometer trainieren musste, was sehr quälend war, aber ohne diese Leistung hätte sie sich nicht erlaubt, überhaupt etwas zu essen. Eine andere chronisch kranke Patientin musste trotz nicht geheilter Frakturen aufgrund einer Osteoporose und großer Schmerzen täglich ein paar Kilometer laufen.

Neben psychologischen Gründen scheinen aber auch biologische Faktoren als Ursache eine Rolle zu spielen. Man weiß, dass Nagetiere, denen man in einem Experiment für eine Woche die Nahrung entzieht, sich deutlich mehr bewegen, als wenn sie regelmäßig Nahrung erhalten. Man hat dies als natürliche Reaktion auf Hunger interpretiert (vermehrte Bewegung, um sich auf Nahrungssuche zu begeben), und in der Tat ließ die gesteigerte Bewegung bei diesen Tieren nach, wenn ihnen Leptin, ein Hormon, welches dem Körper Sättigung signalisiert, zugeführt wurde (Exner et al. 2005). Oft, aber nicht immer, kann auch bei Magersüchtigen beobachtet werden, dass der Bewegungsdrang mit steigendem Gewicht nachlässt, was dafür spricht, dass dieser biologische Faktor auch bei Menschen mit Essstörungen eine Rolle spielt.

Verbindungen zwischen zwanghafter körperlicher Betätigung und pathologischem Essverhalten waren in der bestehenden Literatur sowohl in nicht-klinischen als auch in klinischen Stichproben erkennbar (Egan et al., 2017). Verschiedene Autoren berichteten, dass der Bewegungszwang ein Risikofaktor für Rückfälle bei Anorexie und für Suizidalität, für Therapieabbrüche und längere stationärer Behandlungen darstellt (Meyer et al., 2011, Formby et al., 2014). Unklar ist, ob ein Bewegungszwang als Vorläufer einer Essstörung oder aber als Ausprägung einer Essstörung zu sehen ist. Wie Befunde im Erwachsenenbereich bereits nahegelegt haben, bestätigten sich auch für Jugendliche, die exzessiver, zwanghafter körperlicher Betätigung nachgingen, höhere Schweregrade der Essstörungssymptomatik, höhere Werte für Perfektionismus und mehr restriktive Verhaltensweisen im Vergleich zu Patienten mit Essstörungen, die unter keinem Bewegungszwang litten (Levallius et al., 2017).

In der Therapie von Essstörungen, insbesondere bei der Magersucht, ist es wichtig, den Bewegungszwang zu erfassen, da er trotz normalen oder sogar gesteigerten täglichen Nahrungsmengen die

Gewichtszunahme verhindern kann. Viele Betroffenen haben das Gefühl dafür verloren, was ein normales Maß an täglicher Bewegung ist. Die Erfassung kann über Verhaltensprotokolle oder auch über objektive Bewegungsmessung mit sog. Aktometern, die am Fußgelenk angebracht werden, erfolgen.

Die Behandlung des Bewegungsdrangs ist nach wie vor eine der schwierigsten Herausforderungen in der Behandlung von Essstörungen. Vereinbarungen im Rahmen der Therapie, das Bewegungsverhalten zu reduzieren, können von den Betroffenen oft nicht eingehalten werden und führen oft in die Heimlichkeit.

Gezielte Expositionsübungen und das Ausüben anderer, sinnvoller Tätigkeiten als Alternative (wie z. B. ein Musikinstrument spielen, einer handwerklichen oder anderen künstlerischen Tätigkeit nachgehen) wurden von vielen unserer Patienten als hilfreicher empfunden als Vereinbarungen über ein bestimmtes Maß an Bewegung (Dittmer et al., 2018).

2.6 Substanzkonsumstörung und Essstörungen

Auch Störungen des Substanzkonsums, d. h., Missbrauch und Abhängigkeit von Medikamenten, Drogen und Alkohol treten gehäuft bei Betroffenen von Essstörungen im Laufe ihres Lebens auf, es betrifft aber vor allem Patienten mit Bulimie, Binge-Eating-Störung und Anorexie vom Purging-Typ und nicht mit einer restriktiven Anorexie (Kanbur & Harrison, 2016). Ein Review von Nøkleby (2012) widmete sich der Komorbidität von Ess- und Substanzkonsumstörungen. 11 Studien, deren Probanden die anfängliche Diagnose einer Essstörung erhielten, berichten Prävalenzraten zwischen 8 % und 43 % für das Auftreten einer Substanzkonsumstörung im weiteren Lebensverlauf. Als die am häufigsten gleichzeitig auftretenden Störungsbilder wurden BN, AN und der Konsum von Stimulanzien bzw. Cannabis beschrieben. Laut einem weiteren Review von Myers und Wiman (2014) fanden sich auch Zusammenhänge zwischen Substanzkonsum und der Binge-Eating-Störung mit höheren Werten für männliche Patienten. Bei anorektischen Patienten konnte ein erhöhtes Konsumverhalten von Alkohol, Cannabis, Halluzinogenen und Opioiden im Vergleich zu gesunden Kontrollpersonen beobachtet werden. Eine Sichtung der Literatur bezüglich des Substanzkonsums bei Jugendlichen und jungen Erwachsenen mit Störungen des Essverhaltens zeigte höhere Werte für Cannabiskonsum bei BN und BES, sowie einen höheren Konsum von Opiaten bei BES im Vergleich zu gesunden Kontrollpersonen (Root et al., 2010). Während bei Essstörungen mit Verbindungen zur Impulsivität (BN, BES) beispielsweise Emotionsregulation (z. B. Kompensation von Wut, Ärger, Frustration) oder Flucht vor Problemen als Motivation für Substanzkonsum genannt werden, ist bei Personen mit restriktiver Kontrolle des Essverhaltens eine Ablehnung des Substanzkonsums mit Verweis auf eine mögliche Gewichtszunahme und die negativen gesundheitlichen Folgen, die im Gegensatz zu ihren Überzeugungen steht, häufiger anzutreffen (Kanbur und Harrison, 2016). Teilweise wird Substanzkonsum aber auch von Personen mit restriktiven Verhaltensweisen als Strategie der Gewichtsreduktion über das hierdurch erreichte Auslassen von Mahlzeiten verwendet (Kanbur & Harrison, 2016).

2.7 Autismus und Essstörungen

Beim Autismus werden zwei Formen unterschieden, der Autismus vom Kanner-Typ, der mit einer schweren Entwicklungsstörung und geistiger Behinderung der Kinder einhergeht und der sogenannte hochfunktionale Autismus vom »Asperger«-Typ. Insbesondere bei Anorexie wird ein gehäuftes Vorkommen von Autismus vom Asperger-Typ berichtet.

Postorino et al. (2017) betonen bei ihrer Untersuchung des Zusammenhangs von Autismus-Spektrum-Störungen und Anorexie die klinischen Unterschiede der Störungsbilder, weisen gleichzeitig auch auf mögliche Ursachen hierfür hin. So seien die Geschlechterverteilungen der beiden Störungen zwar konträr, doch könnte dies u. U. dadurch bedingt sein, dass Autismus bei weiblichen Personen aufgrund abweichender Erscheinung der autistischen Symptomatik (z. B. bessere soziale Fertigkeiten) häufiger undiagnostiziert bleibt oder zugunsten eines anderen Störungsbildes fehldiagnostiziert wird. Entsprechend dieser Hypothese zeigten erste Befunde Übereinstimmungen bezüglich der kognitiven Eigenschaften zwischen beiden Störungen auf. Hier sind laut den Autoren zum Beispiel Anpassungsschwierigkeiten bei Veränderungen der Umgebung, rigides Denken oder zwanghafte Verhaltensweisen zu nennen. Ob Anorexie tatsächlich, wie von Jermakow und Brzezicka (2016) postuliert, als Ausdruck einer zugrundeliegenden Autismus-Spektrum-Störung angesehen werden kann, blieb bisher ungeklärt. Huke et al. (2013) berichten in ihrem Review von einer Häufigkeit von Autismus-Spektrum-Störungen bei Patienten mit Essstörungen zwischen 8 % und 37 %. Die Ergebnisse des Reviews von Westwood und Tchanturia (2017) konnte vergleichbare Komorbiditätsraten (4 %–52 %) ermitteln.

2.8   Schizophrenie und Essstörungen

Bei der Betrachtung mehrerer Reviews ergaben sich Prävalenzraten zwischen 3 % und 10 % für Schizophrenie unter Patienten mit Essstörungen (Pereira et al., 2016). Vice versa beträgt die Rate komorbider Essstörung bei schizophrenen Patienten zwischen 1 % und 4 % (Kouidrat et al., 2014; Pereira et al., 2016). Konsistente Aussagen über die zeitliche Abfolge des Auftretens der Störungsbilder können aufgrund widersprüchlicher Befunde bislang nicht gemacht werden (Pereira et al., 2016). Das Einsetzen der Essstörung erfolgte z. T. vor, teilweise nach dem Beginn der Schizophrenie. Häufig beobachtet wurde jedoch auch das vorübergehende Auftreten schizophrener Episoden im Verlaufe der Essstörung, wenngleich bei einem Anteil der Patienten im Anschluss an die Diagnose der Essstörung eine chronische Schizophrenie diagnostiziert werden konnte (Pereira et al., 2016). Unabhängig der Befunde aus Fallstudien sind Beurteilungen der Komorbidität zwischen Essstörungen und der Schizophrenie und weitergehende Schlussfolgerungen aufgrund kaum vorhandener Daten aus kontrollierten Untersuchungen als kritisch einzustufen (Pereira et al., 2016).

2.9 Angststörungen/Posttraumatische Belastungsstörung (PTBS)/Traumata und Essstörungen

Für die neue Diagnose der Störung mit Vermeidung oder Einschränkung der Nahrungsaufnahme (ARFID) fanden mehrere Quellen Nachweise für eine erhöhte Wahrscheinlichkeit der Entwicklung einer generalisierten Angststörung im Zusammenhang mit einer ARFID (Zimmerman & Fisher, 2017). Ebenfalls häufig traten Angststörungen in Verbindung mit der Binge-Eating-Störung auf (Myers & Wiman, 2014). Laut Herpertz-Dahlmann (2015) werden im Falle der Anorexie insbesondere Trennungsängste, soziale Phobien und spezifische Phobien als komorbide Störungen erkannt, die häufig in der Kindheit einsetzen und der Essstörung zeitlich vorausgehen. Bulimische Patienten zeigten dagegen auch Assoziationen zur PTBS (Herpertz-Dahlmann, 2015). Für Patienten der Binge-Eating-Störung fanden sich Assoziationen zur generalisierten Angststörung und Panikstörung, sowie zur PTBS (Wilfley et al., 2016). Die Lebenszeitprävalenz unter Binge-Eating-Patienten für eine Angststörung bewegt sich zwischen 37 % und 65 %. Positive Assoziationen zwischen dem Erleben negativer Lebensereignisse und Adipositas sowie der

Binge-Eating-Störung finden sich bei 85 % bzw. 86 % der Patienten (Palmisano et al., 2016). Ein Review von Röhr et al. (2015) befasste sich darüber hinaus mit dem Einfluss von Kindesmisshandlung bei der Binge-Eating-Störung. Bei Betrachtung aller Formen des Kindesmissbrauches ergaben sich unter BES-Patienten Häufigkeiten zwischen 78 % und 83 % (Röhr et al., 2015).

2.10 Suizidalität und Essstörungen

Suizidalität kann sowohl bei der Anorexia nervosa als auch bei einer Bulimia nervosa auftreten, wobei Patientinnen mit Anorexia nervosa am häufigsten betroffen sind (Herpertz-Dahlmann 2015). Die erhöhte Mortalität bei Anorexia nervosa ist nicht nur auf die Folgen extremer Abmagerung, sondern auch auf eine erhöhte Suizidrate zurückzuführen. Herpertz-Dahlmann und Mitarbeiter berichten eine Rate von ca. 50 % für Suizidgedanken und eine Rate zwischen 3 und 7 % für Suizidversuche unter Anorexie-Patientinnen (Herpertz-Dahlmann, 2015). Dies steht mit den Befunden einer erhöhten Wahrscheinlichkeit depressiver Stimmungen bzw. depressiver Episoden für anorektische Personen in Einklang. Doch auch für Patienten mit Bulimie zeigt sich ein hohes Ausmaß an Suizidalität. Über die Lebensspanne berichteten mehr als 50 % bulimischer Patienten von Suizidalität, mehr als ein Drittel zeigten bereits in der Vergangenheit Suizidversuche (Herpertz-Dahlmann, 2015).

Es ist daher wichtig, insbesondere bei schwer Betroffenen auch auf eine mögliche Suizidalität zu achten.

3

Anregungen aus der praktischen therapeutischen Arbeit

3.1 Einleitung

In der Arbeit mit essgestörten Frauen und Männern begleitet der Therapeut als Bergführer oder auch geistig-seelische »Hebamme« ein Stück des Weges.

Obwohl es klare Diagnosekriterien für Essstörungen gibt und sich die Symptome jeweils erstaunlich ähneln, hat jede und jeder Betroffene eine ganz eigene Geschichte. Diese zu finden, zu verstehen und auch aufzulösen heißt, den Weg aus dem Teufelskreis Essstörung zu finden.

Im Folgenden zeigen einige Fallbeispiele eine kleine Auswahl an konkreten Therapien und Krankheitsverläufen auf, die in der Praxis häufig wiederkehren. Das Lesen dieser Fallbeispiele erspart aber nicht das eigene »Sich-auf-den-Weg-machen«. Es soll vielmehr dazu Mut machen.

Beim Lesen der Geschichten fällt auf, dass diese in sich recht schlüssig sind. Schnell wird klar, warum die Person eine Essstörung bekommen hat und auch, wie das Problem gelöst werden muss. Allerdings ist zu Beginn einer Therapie den betroffenen die Geschichte meist nicht in der beschriebenen Form bewusst.

Meist sind betroffene Frauen oder Männer, wenn sie zur Therapie kommen, der Meinung, ihr einziges Problem sei die Essstörung und sonst sei alles in Ordnung. Erst auf dem mühsamen Weg der Bewusstwerdung von Auslösesituationen für Rückfälle, erst dann, wenn die durch die Essstörung verdeckten Gefühle und Nöte zum Vorschein kommen können, lässt sich ein Faden finden, der eine persönliche Geschichte bildet und der schließlich auch zu ihrer Lösung führen kann. Dieser Weg ist für jede/jeden Betroffenen schwer, oft schmerzlich und mit einem inneren Abstieg in eigene Abgründe zu vergleichen. Er sollte daher möglichst mit Begleitung unternommen werden.

Diese Fallbeispiele sollen in erster Linie aufzeigen, dass eine Essstörung nicht »einfach so entsteht«, sondern ihre Ursache und Entwicklung in großer seelischer Not begründet liegen. So hat es auch wenig Sinn, den Betroffenen Vorwürfe zu machen, sie zum Essen zu zwingen oder zur Symptomreduktion. Das hieße nur, ihnen das zu dieser Zeit verfügbare Ventil wegzunehmen. Erst wenn andere Bewältigungsstrategien entwickelt werden, kann die Essstörung zurückgehen. Sie wird dann irgendwann einfach nicht mehr »gebraucht«. Hier ist das Verständnis von Angehörigen und Freunden extrem wichtig, Verständnis für das Leid und die Einsamkeit, in der die Betroffenen leben und auch für ihre Hilflosigkeit. Die Essstörung ist häufig ein Versuch, im direkten Umfeld zu harmonisieren, auszugleichen, die Spannungen wegzunehmen, sie entsteht somit »aus Liebe zum System«.

In den nun folgenden Kapiteln werden achtsamkeitsbasierte Ansätze den Schwerpunkt bilden. Jeweils am Ende eines jeden Abschnitts wird eine praktische Übung vorgestellt.

3.2 »Alter schützt vor Essstörung nicht«

In der Gesellschaft wird vor allem die Magersucht rasch mit der Pubertät assoziiert wird und die Hintergründe mit den Schwierigkeiten des Erwachsenwerdens und Spannungen innerhalb der Familie, vor allem zwischen den Eltern. Natürlich wird aus psychologischer und medizinischer Sicht häufig deutlich, dass von Essstörungen Betroffene destruktive Energien sozusagen auf sich umlenken und mit ihrer Krankheit zum Sorgenkind in der Familie werden, damit die Eltern wieder in Kommunikation gebracht und deren Beziehung stabilisiert wird. Richtig ist ebenso, dass gerade dieses Alter eine schwierige Schwellensituation im Leben jedes Mädchens darstellt und es damit in dieser Lebensphase sehr störanfällig ist. Dennoch zeigt die Praxis, dass viele Betroffene zwar in der Pubertät erkrankt sind und doch ganz andere Auslöser erlebt haben. Es ist deshalb wichtig, diese »schnellen Vorurteile« zu relativieren, das wird auch in den folgenden Fallbeispielen deutlich.

Es gibt zahlreiche Schwellensituationen im Leben von Frauen und Männern, in denen Beziehungen neu definiert werden müssen. Zu jedem Zeitpunkt können wir »entgleisen«, uns den Anforderungen nicht gewachsen fühlen und uns auf das Nebengleis Essstörung flüchten, das vielleicht erst mal Spannung reduziert, zu Kontrolle verhilft, auf dem wir aber längerfristig einen sehr hohen Preis bezahlen.

Vor einigen Jahren lernte ich Herta kennen. Sie war damals 12,5 Jahre alt und hatte innerhalb weniger Monate bis auf einen BMI von 15 rapide abgenommen. Herta sah klein aus, sehr zierlich, kindlich, blass, krank. Sie erschien in ihrer Hilflosigkeit und scheinbaren Schutzbedürftigkeit wie ein aus dem Nest gefallener junger Vogel. Gleichzeitig waren da, wenn es um ihre Verweigerung von Essen ging, ein eiserner Willen und Widerstand und damit auch eine große Stärke spürbar, die leider ihre Energien ganz in die Magersuchtsymptomatik fließen ließ.

Herta stammte von einem Bauernhof, war die jüngste von vier Geschwistern, der Liebling der Familie und vor allem auch der drei älteren Brüder. Sie wuchs sehr idyllisch auf dem Land auf, war viel draußen, hatte Freunde, beschrieb selbst ein sehr warmherziges Verhältnis zu ihrer Mutter, die nebenbei als Schneiderin arbeitete und mit der sie von klein auf Kleider für sich entwerfen durfte, die die Mutter ihr dann auch nähte etc. Sie vergötterte ihre großen Brüder, fand sie sehr attraktiv, beneidete sie um Freiheiten: Motorräder, Freundinnen, Weggehen. Ich arbeitete mit Herta über Monate und versuchte, diese Idylle, die ich angesichts der schweren Erkrankung nicht glauben konnte, zu hinterfragen. Es fanden immer wieder Familiengespräche mit der ganzen Familie statt, aber tatsächlich ergab sich keine »typische Essstörungsdynamik«. Es dominierte einfache Sorge im Umgang, Wärme und große Hilflosigkeit.

Hertas Zustand verschlechterte sich, und ich konfrontierte sie mit der Notwendigkeit einer Klinikeinweisung, auch mit meiner eigenen Hilflosigkeit hinsichtlich ihrer Erkrankung und Veränderungsresistenz. Ich hatte den Eindruck, dass Herta und ich eine durchaus vertrauensvolle Beziehung zueinander gefunden hatten und besprach mit ihr sehr offen meine Gefühle und Wahrnehmungen, sie selbst und ihre Erkrankung bzw. Familie betreffend. Zwischen Herta und mir fehlte auch völlig der Machtkampf um die Gewichtszunahme – ein Konflikt, der sonst häufig die Beziehung von Ärzten/Therapeuten und Betroffenen kennzeichnet. Auch bei mir machten sich Traurigkeit und Sorge breit. Als Herta diese Öffnung wahrnahm und sich so auch in die anstehenden Entscheidungsprozesse einbezogen fühlte, ergab sich bei ihr ein Wandel: Sie begann sich ebenfalls zu öffnen und erzählte mir folgende Geschichte:

Herta hatte vom Kindergartenalter an eine »beste Freundin« namens Susanne, die einige Höfe weiter wohnte. Die beiden machten alles zusammen, übernachteten wechselnd beieinander, wurden gemeinsam eingeschult, trafen sich morgens und gingen zusammen zum Unterricht, spazierten mittags zusammen nach Hause, saßen natürlich immer nebeneinander, machten nicht selten gemeinsam Hausaufgaben. Auch alle Hobbies und Sportarten eroberten sie für sich gemeinsam. Diese Freundin war für sie wie ein Zwilling, ihr vertraute sie alles an und umgekehrt. Mit ca. zehn Jahren glaubte Susanne, sich in einen der älteren Brüder von Herta verliebt zu haben. Dies steigerte sich zu einer für aus Susannes Sicht glühenden Verliebtheit. Ständig wollte sie alles von Hertas Bruder wissen, sie versuchte, immer mehr Zeit bei der Familie zu verbringen, sagte Herta, dass ihr Bruder der Mann ihres Lebens sei, der einzige, den sie jemals heiraten wolle etc. Sie beschwor Herta, ihr sofort zu sagen, wenn der Bruder sich in ein anderes Mädchen verlieben würde, denn dann würde sie sich umbringen. Und sie forderte einen heiligen Freundschaftsschwur »bis in den Tod«, dieses Geheimnis niemals preiszugeben.

Herta fühlte sich durch diese zunehmende »Verliebtheit« ihrer Freundin und dieses »Geheimnis« sehr belastet, über das sie mit niemandem zu sprechen können glaubte. Schließlich passierte das Unausweichliche, der ältere Bruder verliebte sich und brachte seine erste Freundin mit nach Hause, die auch vom Rest der Familie recht offen aufgenommen wurde. Für Herta begann jetzt eine Zeit furchtbarer Spannung. Sie musste die Besuche Susannes sorgsam planen, jeweils vorher prüfen, dass sie auch nicht mit der Freundin des Bruders zusammentreffen würde und entwickelte große Angst, ihr könne die Kontrolle über diese Situation entgleiten, z. B. beim Essen könnte jemand eine Bemerkung fallen lassen oder ähnliches. Sie war subjektiv völlig davon überzeugt, dass die Freundin sich suizidieren würde, wenn sie diese »Neuigkeit« erfuhr. Herta hatte das Gefühl, mit diesem Druck nicht weiterleben zu können und wusste nicht mehr ein noch aus. In dieser Situation entwickelte sich ihre Essstörung, bei der sie zunächst keinen Bissen mehr herunter bekam, sich fortwährend voll fühlte, abmagerte und zunehmend in die Essstörung hineinglitt. Herta wäre an diesem Geheimnis tatsächlich fast gestorben. Der Rest der Geschichte ist übrigens sehr rasch erzählt. Nachdem sie sich mir gegenüber geöffnet hatte, wurde sie nämlich in relativ kurzer Zeit gesund. Sie benötigte keinen Klinikaufenthalt und konnte die Essstörungssymptomatik ohne große Schwierigkeiten ablegen. Es fanden natürlich Gespräche mit der Mutter statt, dann auch zwischen ihr und Susanne, aber der entscheidende Punkt für Herta war die eine Stunde, in der sie schließlich aufgrund des gewachsenen Vertrauens beschloss, ihr Geheimnis zu öffnen. Herta geht es heute gut. Sie hat ein Studium abgeschlossen, einige Zeit im Ausland verbracht, gerade einen ersten Job angefangen, eine erste Liebe gelebt und auch wieder verabschiedet und ist eine sehr gesunde, fröhliche und kraftvoll kompetente, junge Frau. Ich freue mich jedes Mal, wenn ich von ihr höre oder sie auch gelegentlich sehe.

Herta ist ein extremes Beispiel für Probleme von Kindern und Jugendlichen mit Freunden bzw. Peergruppen, die gerade im Alter der Vorpubertät oder Pubertät auftreten und häufig im Rahmen eines sogenannten Ehrenkodex sehr schwer mitgeteilt werden können. Diese Geschichte soll schlichtweg ermutigen, auch über den familiären Tellerrand hinaus zu blicken, wenn wir Essstörungsbetroffene verstehen wollen. Außerdem macht sie deutlich, wie besonders die Geschichte jeder einzelnen Betroffenen ist und wie wichtig es ist, die Hintergründe der sogenannten Essstörungssymptomatik erkennen und verstehen zu lernen.

Das nächste Beispiel zeigt eine weitere entscheidende Schwellensituation im Leben von Frauen, nämlich die Geburt der Kinder, wobei mit dem ersten Kind auch die Mutter in der Frau geboren wird. Eine riesige Herausforderung, sowohl für die Frau selbst, die sich und ihre eigene Mütterlichkeit erst mit dem Kind erfahren wird, bei der in diesem Rahmen vielleicht eigene Kindheitstraumata mit ihrer eigenen Mutter aufbrechen werden, aber auch in der Paarbeziehung, wo der Fokus hin zu einem Dritten, nämlich dem Kind, gelenkt wird.

Gerade dieser Verlust von absoluter Zweisamkeit und Intimität, die kräftemäßigen Herausforderungen, die dieses Kind mit sich bringt, Störungen in diesem Prozess, die die Bindungsfähigkeit beeinflussen, Schwangerschafts- oder Wochenbettdepressionen, innere Ablehnung des Kindes und schwere Schuldgefühle deshalb und Partnerprobleme können große Belastungen darstellen. Diese Zeit macht Frauen anfällig für viele psychische Erkrankungen, auch für Essstörungen. Gerade die Veränderungen des eigenen Körpers fallen unter Umständen sehr schwer zu akzeptieren. Auch unsere archetypischen Vorstellungen einer idealen Mutter, die »immer« und »vollständig« für ihre Kinder da ist, sich aufopfert etc., geraten zu unseren eigenen Bedürfnissen in Konflikt, wenn wir uns schlichtweg Schlaf, Fürsorge, Trost oder Lob wünschen und damit auf Unverständnis stoßen, weil unsere Umwelt vielleicht meint, dass wir mit dem Kind überreich belohnt sind und eventuell ohnehin mehr Zeit zu Hause verbringen könnten. Diese Zeit ist auch für viele Frauen eine Zeit größerer Abhängigkeit von ihren Partnern, gerade in finanzieller Hinsicht, was heute, wo wir Frauen Unabhängigkeit und finanzielle Freiheit gewohnt sind, besonders bitter aufstoßen mag. Ein Beispiel aus der Praxis ist die Geschichte von Ursula.

»Heile, heile Segen! Wenn Du erst verheiratet bist und Kinder hast, tut nichts mehr weh, ist alles gut.« Ursula erzählt ihre Anpassung oder auch Überanpassung als Frau und wie ihr gestörtes Essverhalten ihr dabei half.

Ursula war 37 Jahre alt, als wir uns kennen lernten: Groß, übergewichtig (180 cm, 94 kg), eine Frau voller Kraft, für die sie sich schämte, die sie nach Möglichkeit zu verbergen suchte. Ursula war verheiratet, Hausfrau, hatte wegen der beiden Kinder ihren Beruf als Lehrerin aufgegeben. Die ältere Tochter war an Asthma erkrankt. Ursula meinte: »Ich habe das Gefühl, überall versagt zu haben, im Beruf, als Ehefrau, als Mutter. Jeder Asthma-Anfall meiner Tochter ist ein k.o.-Schlag für mich. Ich fühle mich

87

schuldig, minderwertig und völlig hilflos.« Ursula hatte in den letzten Jahren alles versucht: Die gängige Schulmedizin, Außenseitermethoden, sie hatte spezielle Diäten gekocht, alles jeweils kurzfristig von Erfolg gekrönt. Aber immer wieder traten Konfliktsituationen auf, in denen es zu Rückfällen kam, die Tochter wieder akut behandelt werden musste. Ursula selbst entwickelte in diesen Jahren Heißhungeranfälle auf Süßigkeiten und das Gefühl, das Essen sei ihr außer Kontrolle geraten. Sie nahm 17 kg zu, fühlte sich fett und unattraktiv. Schon lange hatte sie sich keine Kleidung mehr gekauft, »was soll's auch, bei dem Gewicht, da reichen doch die alte Jeans und das weite Sweatshirt, da sieht man wenigstens nicht so viel«. Sie lebte mit ihrer Familie in einem kleinen Dorf, fuhr nicht mehr Auto, »das traue ich mich schon lang nicht mehr«. Sie kümmerte sich um den Haushalt, um die Kinder, war voller Selbsthass, weil sie es nicht schaffte, wenigsten in diesem Bereich »gut genug« zu sein, schämte sich wegen ihrer Essstörung. Freunde gab es lange nicht mehr. Ursula wachte aus ihrer Lethargie auf, als ein Arzt die Erkrankung des Kindes als »psychogen« einstufte und ihr eine Therapie empfahl. »Das war ein Schlag für mich, jetzt wurde auch noch von offizieller Seite bescheinigt, dass ich an allem schuld bin.«

Ursula wuchs als Älteste von insgesamt drei Geschwistern in einer recht bürgerlichen und streng religiösen Familie auf. Die Mutter hatte, wie bereits vor ihr die Großmutter, nach der Heirat den Beruf aufgegeben und kümmerte sich ganz um die Familie. »Harmonie war bei uns Pflicht, jeder Streit unter uns Kindern wurde von der Mutter als direkter Angriff gegen sie gewertet und entsprechend massiv unterbunden. Geschlagen wurde ich immer dann, wenn ich wütend war und das auch zeigte.« Für Anpassung habe sie viel liebevolle Zuwendung bekommen. Die Mutter war vom Vater in jeglicher Hinsicht abhängig, musste sogar über ihr Taschengeld Buch führen. Der Vater war Beamter, ebenfalls sehr religiös, achtete auf Recht und Ordnung in der Familie. Ständig gab es Spannungen zwischen den Eltern, der Vater war aggressiv, fordernd, oft vorwurfsvoll, die Mutter ordnete sich unter. Aber »in einer christlichen Familie streitet man sich ja nicht«. Ursula hatte bereits als Kind viel Energie und Kraft. Sie entsprach so gar nicht den Vorstellungen von Weiblichkeit, die ihre Mutter hatte. Dies taten eher die jüngeren Schwestern, »die waren zierlich, lieb und zärtlich. Ich dagegen war beim Raufen mit den Nachbarsbuben immer oben, liebte Sport, machte mir wenig aus Rüschenkleidern und gesitteten Besuchen bei Großmutter oder Freundinnen der Mutter«. Aber: »Die Wildkatze wurde gezähmt, und zwar sogar recht erfolgreich.« Für immer?

Ursula steckte ihre gesamte Kraft in die Schulausbildung. Überdurchschnittlich intelligent und von rascher Auffassungsgabe war es für sie kein Problem, gute Leistungen zu erzielen. Probleme gab es in der Pubertät: »Ich kam mit meinem Busenwachstum und meinen weiblichen Formen nicht zurecht. Auch konnte ich mit den anderen Mädchen in meiner Klasse wenig anfangen, die sich schminkten und Stöckelschuhe trugen. Bei uns zu Hause war das ohnehin verpönt, und ich wurde dadurch in der Schule zur Außenseiterin.« Von Jungen hielt sich Ursula fern, sie sollte ja als Jungfrau in die Ehe gehen, außerdem machte ihr dieser Bereich viel Angst. Mit dem Abitur kam die große Freiheit: Ursula zog für ihr Studium in eine andere Stadt, lernte dort ihren späteren Ehemann kennen, einen sehr sensiblen jungen Mann, aus ähnlichen Familienstrukturen kommend. Zwischen beiden entstand eine warme Freundschaft. »Vor der Sexualität hatten wir beide Angst, da trauten wir uns lange nicht ran, irgendwann nach der Verlobung und kurz vor der Hochzeit erst.« Die Studienzeit war für Ursula eine Zeit voller Freiheit und Entwicklung. Nach dem Examen heiratete sie wie geplant, zog mit ihrem Mann um in eine norddeutsche Stadt, in der er seine erste Stelle bekam und wurde sofort schwanger. »Damit hat es sich für mich gar nicht mehr gelohnt, eine Stelle zu suchen, irgendwie war ich auch froh, dass mir das Leben diese Entscheidung abgenommen hat. Ich blieb zu Hause, wartete den ganzen Tag auf meinen Mann, kochte abends und hoffte, das Kind könnte diese Leere in mir ausfüllen.« Das tat es auch tatsächlich, zumindest für die ersten Jahre. Ursulas erstes

Kind war und ist wie sie: laut, energisch, kraftvoll, wild, anstrengend.»Ich wollte ihr ermöglichen, sich frei zu entwickeln, sie nicht so einengen, wie mir das passiert war. Aber trotzdem bringt sie mich ständig an meine Grenzen, an den Punkt, wo ich nicht mehr kann und nur noch zu schreien anfange.« Die zweite Tochter war sanfter, eher wie ihre jüngeren Schwestern.

Nach außen entwickelte sich alles wunderbar: Ursulas Mann machte Karriere, sie zog die beiden Kinder auf. Die Kinder gingen zur Schule, erbrachten gute Leistungen. »Ich war selbst ganz begeistert, wie gut alles lief und hätte mir überhaupt keine Gedanken gemacht, dass irgendetwas nicht stimmen könnte, wenn nicht das Asthma aufgetreten wäre. Meine eigene Essstörung ist mir lange nicht aufgefallen.«

Durch Umzüge verlor Ursula immer mehr von ihren alten Kontakten. Irgendwann gab es keine Freundinnen mehr, bei denen sie sich mal aussprechen und erholen konnte. Ursula saß in ihrem schönen Haus auf dem Land, traute sich nicht mehr, Auto zu fahren, weil sie seit langem aus der Übung war. Ihr Mann war beruflich viel unterwegs, wollte sich am Wochenende ausruhen und stand für Aktivitäten nicht mehr zur Verfügung. Die Kinder hatten gute Kontakte, führten relativ rasch ein Eigenleben, »alle forderten, dass ich einfach funktioniere und damit zufrieden bin«.

Ursula entwickelte zunehmend Heißhungeranfälle, in denen sie Unmengen Süßigkeiten in sich hineinstopfte, »völlig hemmungslos, ohne stoppen zu können«. Sie hatte danach ein schlechtes Gewissen, versuchte es zu verheimlichen, zwang sich, für die Familie zu Abend zu kochen und dann nochmals mitzuessen, obwohl ihr schon schlecht war. Hinzu kamen immer mehr Probleme mit dem Ehemann, der kein Verständnis dafür hatte, dass sie ihn zu Geschäftseinladungen nicht mehr begleitete, ständig müde war und zu nichts mehr Lust hatte.

In Ursula tobte ein Konflikt: Sie versuchte, so gut, lieb und harmonisch wie nur irgend möglich zu sein, aber bei kleinsten Störungen fuhr sie aus der Haut: »Ich schreie dann, mir rutscht schon mal die Hand aus und ich gebe eine Ohrfeige. Nachher breche ich weinend zusammen und bitte die Kinder um Entschuldigung. Ich fühle mich so schlecht, nichts ist geworden, wie ich es wollte. Vor allem meine ältere Tochter, die ist mir so ähnlich und reizt mich so.«

Die Großfamilie schaltete sich ein, gab Erziehungsempfehlungen, die bei Ursula die alte kindliche Wut wieder aufbrechen ließen. Und alle Gefühle wurden mit Süßigkeiten »hinunter geschluckt«. Ursula kam zur Therapie, zunächst in der Erwartung, diese würde ihr helfen, für die anderen noch besser zu funktionieren. Sie war ja davon überzeugt, nur dann liebenswert zu sein, wenn sie es allen recht machte. Vor Auseinandersetzungen hatte Ursula große Angst, auch davor, dass ihre Kraft plötzlich wieder zum Vorschein kommen und die heile Welt um sie herum zerstören könne.

In kleinen Schritten lernte Ursula, die Auslösesituationen für ihre Heißhungeranfälle zu verstehen: Oft waren es Spannungen, Wut, Einsamkeit, Hilflosigkeit, Langeweile. Sie begann allmählich, an diesen Situationen kleine Veränderungen auszuprobieren, sich mal abzugrenzen, strittige Themen auszudiskutieren, »Nein« sagen den Forderungen der Familie gegenüber. Plötzlich bemerkte sie, dass die Familie sogar dankbar reagierte, wenn Konfliktsituationen geklärt wurden und gar nicht so vorwurfsvoll wie sie vermutet hatte. Dass ihr Ehemann zu Veränderungen bereit war, überraschte Ursula grenzenlos. Beide fingen an, vermehrt miteinander zu reden, sich ihre Wünsche und Enttäuschungen mitzuteilen.

Je mehr sich Ursula in dieser Richtung entwickelte, desto seltener wurden die Heißhungeranfälle. Ohne zu fasten, nahm sie ganz allmählich an Gewicht ab. Sie begann sich recht schmerzhaft mit ihrer kindlichen »Prägung auf Zwangsharmonie« auseinanderzusetzen, auch spürte sie wieder ihre alte Kraft erwachen, ihre Lebendigkeit. Ursula begann zu wandern, Rad zu fahren, zu schwimmen. »Ich spüre meinen Körper wieder auf angenehme Weise, das tut mir unheimlich gut.« In Ursula erwachte der Wunsch, wieder berufstätig zu sein. Sie fand auch eine Teilzeitarbeitsstelle, musste hierfür wieder Auto fahren. »Ich hätte nicht gedacht, dass es meine Familie überlebt, wenn ich vormittags außer

Haus bin. Aber irgendwie klappt alles fast besser als vorher. Bei uns ist es zwar nicht mehr so ordentlich, es gibt auch oft mal schnelle Kleinigkeiten zu essen, aber uns geht's allen besser.« Heute ist Ursula normalgewichtig (77 kg). Sie hat es geschafft, Kinder und Beruf bzw. Eigeninteressen auszubalancieren, »das klappt insgesamt recht gut, nur manchmal kommt die Waage aus dem Gleichgewicht, und dann habe ich auch mal wieder einen Fressanfall, aber Gott sei Dank nicht mehr so häufig, und ich weiß dann auch warum und was ich dagegen tun kann.«

Eine weitere Schwellensituation in unserem Leben, die gesellschaftlich nur wenig beachtet wird, ist die Zeit im Alter, in der unser Partner stirbt, mit dem wir vielleicht Jahrzehnte gemeinsam durchs Leben gegangen sind und wir alleine zurückbleiben. Unser Beruf ist in dieser Zeit häufig schon lange verabschiedet, ebenfalls die Kinder, die unter Umständen weit entfernt wohnen und (hoffentlich) ihr eigenes Leben gut bewältigen. Die eigenen Kräfte nehmen seit langem ab, was aber vielleicht durch die lange Beziehung und Gewöhnung gut kompensierbar war. Ein altes Sprichwort sagt: »Stirb ein wenig vor mir, damit nicht du den Weg zum Haus alleine zurückgehen musst.« (Autor unbekannt)

Die Geschichte von Sophia zeigt eine solche Situation.

Sophia wurde während des Zweiten Weltkrieges geboren und hatte drei Geschwister. Den Vater lernte sie nie kennen, er fiel an der Front. Die Mutter musste mit den Kindern flüchten und diese unter ärmlichsten Bedingungen notdürftig versorgen, wobei eine Schwester verstarb. Sie erlebte zahlreiche Traumatisierungen, die sie bis heute erinnert. Hunger war Jahre lang ein Thema. Die Familie hielt eng zusammen. Die Mutter nahm jede Tätigkeit an, die sich ihr bot, um Geld zu verdienen, die Geschwister beaufsichtigten sich gegenseitig, halfen sich bei den Schulaufgaben etc. »So was wie Pubertät und Launen und Ablöseprobleme gab's zu dieser Zeit bei uns gar nicht, wir hatten zu viele existenzielle Sorgen.« In dieser schweren Zeit schaffte es Sophia, Abitur zu machen und nachfolgend zu studieren. Sie lernte in dieser Zeit ihren späteren Ehemann kennen, der auch ihr erster fester Partner wurde. Für sie sei es von Anfang an Seelenverwandtschaft gewesen, auch er stammte aus sehr schwierigen Kriegsverhältnissen und beide gaben ihre ganze Kraft in den Aufbau eines gemeinsamen Lebens. Sie bekamen fünf Kinder, arbeiteten beide in einem sozialen Beruf, gründeten zahlreiche ehrenamtliche Projekte an ihrem Wohnort und lebten ihr gemeinsames Leben in engem Schulterschluss.

Schwellensituationen wie das Kommen und Gehen der Kinder, der Übergang vom aktiven Leben in den Ruhestand und der Abschied von den eigenen Eltern wurden von beiden gut bewältigt, auch eine Krebserkrankung bei Sophie und ein Schlaganfall bei ihrem Ehemann mit jahrelanger schwerer Pflegephase. Sie hatten Zeit, sich auf den anstehenden Tod von ihm vorzubereiten, sprachen offen miteinander und nahmen sehr intensiv und für Sophias Gefühl gut voneinander Abschied.

Nach der Beerdigung ihres Mannes organisierte Sophia ihr eigenes Leben sehr bewusst um, gut unterstützt auch von den Kindern, die regelmäßig präsent waren und den zahlreichen Enkelkindern, die mittlerweile hinzugekommen waren.

Monate nach dem Tod ihres Mannes begann Sophia, körperliche Symptome in Form von Schwindelanfällen, Magenschmerzen, ständiger Übelkeit, Unruhe und Schlaflosigkeit zu entwickeln. Zwanghaft besuchte sie den Friedhof und entwickelte eine große innere Anspannung mit Unruhe, außerdem eine kaum beherrschbare eigene Todessehnsucht. Sie hatte ihrem Mann beim Abschied versprochen, ihm bald zu folgen, wenn sie alles geordnet hätte, und fühlte sich jetzt sozusagen verpflichtet, ebenfalls »hinüberzugehen«. Sophia war gläubig und ging von einem Leben nach dem Tod aus, auch davon, ihren Mann dort wieder zu treffen. Mit der körperlichen Beschwerdesymptomatik, die umfangreich medizinisch abgeklärt wurde und keinen organisch begründbaren Befund ergab, wuchs auch der suizidale Sog, bei dem sie ihre ganze Kraft benötigte, um ihm nicht nachzugeben. Manchmal hinderte sie nur ein zufälliges Telefonat vor einer entsprechenden Kurzschlusshandlung. Sie zog sich von allen sozialen Kontakten zurück, weil sie die damit verbundene extreme Unruhe nicht mehr ertragen konnte und auch nicht das Gefühl hatte, bei Kindern oder Freunden nach der abgelaufenen Zeit auf Verständnis zu stoßen. Sophia begann immer weniger zu essen, schließlich nahm sie auch kaum mehr Flüssigkeit zu sich. Sie nahm über 30 kg ab, und mit jedem Kilogramm weniger wurde sie zwar körperlich schwächer, aber psychisch wurde ihr leichter und der suizidale Sog ließ sich leichter beherrschen. Es kam zu einem körperlichen Zusammenbruch, zu einer stationären Klinikbehandlung, der noch weitere folgen sollten und einer sehr tief gehenden Auseinandersetzung mit Trauer, Sehnsucht, Einsamkeit.

Ein unendlich schmerzhafter Prozess für Sophia, der keine Abkürzungen erlaubte. Es dauerte Jahre, bis sie Abschied genommen hatte von ihrem Mann und von ihrem Leben als »Frau an seiner Seite« bzw. von der gemeinsamen Zeit und ihrer bisherigen Identität. Erst jetzt gelang es ihr, sich von seinen persönlichen Dingen zu trennen, schließlich umzuziehen, ein kleineres Heim mit eigenem Bett nur für sich zu nehmen und ein Wohnzimmer ohne seinen Sessel. Einer der schwierigsten Schritte in der Therapie bestand darin, das Versprechen, ihm bald zu folgen, in die Vorsätze umzuwandeln, »noch eine Weile hier zu bleiben, bis es auch für sie Zeit sein würde zu gehen«, und die Kraft zu nutzen, den Enkelkindern ebenso in seinem Sinne eine gute Fürsorge zufließen zu lassen.

Letzteres wurde schließlich Sophias hart mit sich selbst erarbeiteter Kompromiss, und sie hat heute zu einer neuen Kraft und Lebensfreude gefunden. Sie verbringt sehr viel Zeit in der Natur, kann sich bewusst auf neue Begegnungen einlassen, genießt die Kontakte zu den immer zahlreicher werdenden Enkelkindern, hilft hier und da mit ihrer großen fachlichen Kompetenz im Bekanntenkreis beruflich aus.

Vor einiger Zeit hatte sie einen Traum, in dem ihr Ehemann ihr erschien, und sie verspürte im Traum plötzlich Panik, die neu erreichte Unabhängigkeit aufgeben zu müssen. Dies wertete sie als Zeichen für sich, den Trauerprozess gut durchlaufen zu haben und wieder bei sich selber angekommen zu sein, was nicht heißt, dass sie der Schmerz um den Verlust ihres Mannes nicht weiterhin begleiten wird.

Mit den jeweiligen Schritten in die eigene Selbständigkeit ging auch die Essstörungssymptomatik zurück. Es war für Sophia sehr schwierig, wieder regelmäßig zu essen, und sie kämpfte diesbezüglich lange. Mittlerweile hat sich ihr Gewicht aber normalisiert und stabilisiert, und es ist für sie in Ordnung, gut für sich zu sorgen, auch was ihre Ernährung betrifft.

Die Begleitung mit Sophia hat mich sehr bereichert und mir großen Respekt vor der Kraft und Beziehungsfähigkeit dieser Frau wachsen lassen. Sophia hatte in ihrer schwersten Zeit alle Merkmale einer klassischen Anorexia nervosa mit Erstmanifestation im Alter von 70 Jahren!

Diese Beispiele mögen betroffene Leserinnen und Leser ermutigen, sich auf die Suche nach ihrer eigenen Geschichte zu machen, auch und gerade in der Betrachtung der Beziehungen oder Beziehungsverluste, die jetzt und in der Zeit vor Entstehung der Erkrankung eine Rolle spielten. Erkrankung wie auch Gesundung ist in jedem Alter möglich, oft ereignet sich in diesem Zusammenhang ein Durchgang zu einer neuen Lebensphase bzw. förmlich anderen Existenz im eigenen Leben. Und so wie sich jede Schwangere zeitig nach einer Hebamme umsieht, zu der sie Vertrauen hat, möchte ich alle Betroffenen ermutigen, sich für diese schwere Zeit eine kompetente Begleitung zu suchen, zu der sie Vertrauen aufbauen können, bei der sie sich verstanden fühlen und somit den Weg eben nicht alleine gehen müssen.

> **Übung: Lebensgewichtskurve**
> Nehmen Sie sich ca. eine Stunde Zeit für diese Übung und machen Sie entweder einen Spaziergang in einer ruhigen Gegend, in der Sie Ihre Gedanken um die folgende Übung kreisen lassen, oder ziehen Sie sich an einen Ort der Entspannung zurück, an dem Sie dafür sorgen können, dass Sie nicht gestört werden.

Konzentrieren Sie sich zunächst auf Ihren Körper und nehmen Sie diesen bewusst wahr. Versuchen Sie, sich zu lockern und zu entspannen. Achten Sie eine Weile auf Ihren Atem – atmen Sie bewusst ein und tanken Sie damit neue Energie, dann atmen Sie bewusst aus und lassen damit alles Alte und Verbrauchte los. Kommen Sie immer mehr zur Ruhe und lenken Sie Ihre Aufmerksamkeit allmählich nach innen.

Stellen Sie sich vor, dass Sie sich am Gegenwartspunkt Ihrer Lebenslinie befinden. Nehmen Sie sich Zeit, sich im Geiste umzudrehen und einen Blick in Ihre Vergangenheit zu werfen. Sehen Sie, wie weit Ihre Lebenslinie in diese Vergangenheit reicht, wie alle Ereignisse Ihres Lebens perlschnurartig aufgereiht und damit erinnerbar sind. Gehen Sie jetzt im Geiste Jahr um Jahr zurück bis zu Ihrer Geburt. Betrachten Sie Ihren Körper, der da zur Welt kam, welche Größe und welches Gewicht er hatte.

Reisen Sie dann gemeinsam mit diesem Körper Jahr um Jahr und achten Sie auf die entsprechenden Veränderungen. Wann haben Wachstumsschübe stattgefunden? Wann markante Gewichtszunahmen oder -abnahmen? Welche Begleitumstände herrschten zu dieser Zeit? Wie verhielt sich Ihr Gewicht, wenn Sie glücklich waren und alles harmonisch lief? Welche individuellen Reaktionen zeigten Sie auf Gewichtsebene, wenn Sie unglücklich waren und Sie Schicksalsschläge trafen?

Lassen Sie sich Zeit und erstellen Sie eine individuelle »Gewichtslebenskurve« für sich selbst in Abhängigkeit von Ihren Lebensbedingungen bis zum heutigen Zeitpunkt und nun werfen Sie einen Blick auf diesen Gegenwartspunkt: Was bedeutet Ihr jetziges individuelles Gewicht, was sagt es über Ihre aktuellen Lebensbedingungen aus? Und dann werfen Sie einen Blick in die Zukunft, was wünschen Sie sich? Welches ist Ihr gesundes Wohlfühlgewicht, das Sie ohne große Anstrengungen halten können, mit dem Sie leistungsfähig und stabil sind? Welche individuellen Bedingungen benötigen Sie, um dies zu erreichen und auch zu behalten?

Wenn Sie spüren, dass Ihr Zeitpunkt gekommen ist, die Übung zu beenden, nehmen Sie sich Blatt und Papier und notieren Sie diese Erkenntnisse. Vielleicht möchten Sie Ihre individuelle Gewichtskurve aufmalen, farbig gestalten, den Lebenshintergrund jeweils dazu passend ausdrücken.

Lassen Sie sich ganz von Ihrer jetzigen Intuition leiten. Vielleicht möchten Sie dieses »Werk« eine Weile in Ihren Räumen aufhängen und sich gelegentlich davorsetzen, nachspüren. Suchen Sie sich eine Vertrauensperson, der Sie dieses Bild zeigen können und mit der Sie über Ihre Erkenntnisse sprechen können, die Sie über den Zusammenhang von Gewicht und Lebensumständen gewonnen haben.

3.3 »Wenn's so einfach wäre« oder »auch Therapeuten können irren«

Immer wieder kommen Essstörungsbetroffene mit einer ausgeprägten Symptomatik und Vorgeschichte, die beim Therapeuten oder auch anderen Bezugspersonen ein »Alles-klar-daran-liegt's«-Gefühl auslösen. Alle Beteiligten haben in der Regel ein hohes Bedürfnis zu verstehen, wie so eine Erkrankung zu Stande kommt und stürzen sich dankbar auf Erklärungsmodelle.

In den Jahren, in denen ich mit Betroffenen zusammengearbeitet habe, habe ich immer wieder erlebt, dass die eigentlichen Ursachen für die Essstörung erst ins Bewusstsein rückten, als auf Gewichtsebene ein BMI von 19 überschritten wurde und die Betroffenen also auch auf Körperebene nicht mehr im Untergewichtsbereich waren. Gar nicht so selten begann dann erst die eigentliche Therapie. Deshalb möchte ich alle, die selbst an dieser Erkrankung leiden wie auch Menschen, die sie begleiten, ermutigen, auf der Gewichtsebene keine Kompromisse zu machen. Das Ziel muss heißen, dieses Normalgewicht anzustreben, bei dem in aller Regel die Periodenblutung wieder einsetzt und der Körper von seinem Stoffwechsel und von seinen hormonellen Gegebenheiten her beginnt, normal zu arbeiten und sich nachhaltig von der Essstörung zu erholen (wozu er aber in der Regel noch längere Zeit braucht). Dies wird im Folgenden durch die Geschichte eines jungen Mädchens namens Susanne veranschaulicht.

Susanne ist Einzelkind und wächst in sehr begüterten Verhältnissen auf. Der Vater ist ein bekannter Architekt und hat für die Familie eine elegante Villa gebaut. Die Mutter ist Reisejournalistin. Beide Eltern sind beruflich viel unterwegs, versuchen, mit Kindermädchen und Haushälterinnen für Susanne ein konstantes Zuhause zu schaffen. Diese ist ein braves, eher stilles und begabtes Kind, von klein auf macht sie so gut wie keine Probleme, bringt in der Schule exzellente Leistungen, liest in ihrer Freizeit extrem viel. Überhaupt sind Bücher ihre eigene Welt, in die sie sich bei Bedarf jederzeit zurückziehen kann. Sie ist musikalisch, spielt Klavier und Geige, pflegt eine enge Beziehung zu den Großeltern beidseits, bei denen sie auch abwechselnd die Ferien verbringen kann und die mit ihr viel reisen. Susanne ist früh klar, dass sie etwas Besonderes ist und übliche Regeln nicht für sie gelten. Als sie z. B. ihr Zimmer einrichten und so wie ihre Freundinnen in ein Jugendzimmer ändern möchte, besteht der Vater auf eigene Designlösungen, denen sie sich unterordnen muss. Als sie aufs Gymnasium kommt, wo sie weiterhin eine 1er-Schülerin ist, verschlechtert sich die Ehe der Eltern dramatisch. Zwar versuchen diese, die Streitereien für sich auszumachen, dennoch kann Susanne nachts nicht schlafen und lauscht. Bei den wenigen gemeinsamen Aktivitäten und am Essenstisch herrscht eine eisige Stimmung, die sie sehr verunsichert. Offensichtlich haben beide Elternteile neue Partner kennengelernt, wollen mit dem »Arrangement« brechen, halten sich an der Frage auf, wie es mit Susanne weitergehen soll und auch an der finanziellen Problematik.

Nach einer gemeinsamen Schiffsreise, die für Susanne sehr einsam verläuft, weil keine Gleichaltrigen dabei sind, beginnt sie sukzessive an Gewicht abzunehmen. Es dauert eine ganze Weile, bis dies ihre Umgebung und sie selbst realisiert. Zu diesem Zeitpunkt erfüllt sie bereits alle Kriterien einer ausgeprägten Magersucht. Dies sind auch die Monate, in denen die Eltern sich endgültig trennen, die Mutter mit Susanne umzieht, Susanne den neuen Freund der Mutter kennenlernt, auch die neue Partnerin des Vaters in der Villa einzieht, wo Susanne ihr Zimmer behält. In der Schule verliebt sie sich zum ersten Mal in einen Mitschüler, der von ihr nichts wissen will und wird von Klassenkameradinnen deshalb verspottet. Sie verweigert nun jegliche Nahrung, erstarrt innerlich und fühlt sich gar nicht mehr. Es kommt wegen internistischer Komplikationen zu einer Notfallaufnahme in einer Kinderklinik. Anschließend ist sie für Monate in einer psychosomatischen Klinik, wo sie auf einen BMI von $16,5\,\mathrm{kg/m^2}$ bei Entlassung zunimmt. Der Schwerpunkt der Behandlung liegt auf der familientherapeutischen Seite und beide Eltern werden mit einbezogen. Susanne entscheidet sich, nach der Entlassung in ein Internat zu gehen und setzt die Therapie ambulant fort. Es folgt eine sehr mühsame Zeit mit wenig Akzeptanz unter den Mitschülerinnen, wo sie rasch die »Streberin« ist, und immer wieder Gewicht abnimmt. Das Verhältnis zu beiden Elternteilen und deren neuen Partnern entspannt sich, sie verbringt ihre freien Wochenenden und Ferien abwechselnd mit beiden, und auch hier wird wieder langsam offene Kommunikation möglich.

Susanne arbeitet sehr hart an der Essens- und Gewichtsebene, hat jedoch panische Angst vor bestimmten Nahrungsmitteln und vor Gewichtszunahme neben einer ausgeprägten Körperschemastörung. Sie fühlt sich minderwertig, hässlich, zu dick, kann sich nicht zeigen, hat Panik, mit anderen Jugendlichen Schwimmen zu gehen und ähnliches. Auch der Kontakt zu Jungen verunsichert sie sehr. Wir können uns schließlich einigen, dass sie »versuchsweise« bis zu einem BMI von 19 zunimmt, um zu beobachten, was dieses Gewicht mit ihr machen würde bzw. bei ihr verändern könnte. Gerade die Zeit, wo sie die 50-kg-Hürde nimmt, ist außerordentlich belastend, und wir haben fast täglich Mailkontakt. Sie gerät in massivste innere Spannungszustände, bekommt Albträume, Unruhezustände, Selbsthass. Als sie sich schließlich auf Gewichtsebene stabilisiert hat, kommt es plötzlich bei einem ganz banalen Auslöser im Rahmen eines Stadtspaziergangs mit einer Freundin bei ihr zum »Aufbrechen einer Erinnerung«: Sie »weiß schlagartig wieder«, dass sie vom Bruder einer Freundin an einem »Übernachtungswochenende« sexuell missbraucht worden war. In den folgenden Monaten wechselt der Fokus der Therapie: Die Eltern, deren Trennungsdrama bislang die ganze »Schuld« für die Erkrankung gegeben wurde, rücken in den Hintergrund, die kindliche Traumatisierung und Aktivierung anlässlich ihrer Verliebtheit gewinnt an Raum und kann jetzt mit der neu gewonnenen körperlichen Stabilität bearbeitet werden.

In der Gesamtschau war der Missbrauch ein entscheidender Auslöser der Erkrankung, die Trennung der Eltern war eher dahingehend erschwerend, weil diese so mit sich beschäftigt waren und für die Tochter nicht ansprechbar schienen.

Übung: Mein gesundes Ich

Besorgen Sie sich zwei Kartons in Postergröße und alle Fotos aus Ihrer Vergangenheit, die Ihnen zugänglich sind. Nehmen Sie sich für diese Aufgabe einen ruhigen Nachmittag Zeit. Sichten Sie die alten Fotos und sortieren Sie Bilder aus Krankheitszeiten auf einen Stoß, Bilder aus gesunden Zeiten auf einen anderen. Auf letzterem sollten Fotos von vor der Erkrankung liegen, mit einem normalen Gewicht, aus Lebensphasen, in denen Sie sich um Gewicht und Figur noch wenig Gedanken gemacht haben. Gestalten Sie dann beide Poster und fertigen Sie eine Collage an. Vielleicht möchten Sie diese mit Farben ergänzen, indem Sie die Stimmung begleitend zu den Bildern ausdrücken oder andere für diese jeweilige Phase wichtige Bildsymbole dazu kleben.

Am Ende sind auf diese Weise zwei Poster entstanden, die Sie nebeneinander z. B. an die Wand hängen, sich davorsetzen und sie auf sich wirken lassen können. Wie war Ihr Lebensgefühl zu Zeiten

Ihres Wohlfühlgewichtes? Worum kreisten damals Ihre Gedanken? Was war Ihnen wichtig? Welche Freunde und Interessen gab es? Was strahlen Sie auf diesen Fotos aus? Lachen Sie? Blitzt aus Ihren Augen Lebensfreude? Welche Farben mochten Sie damals? Wie haben Sie sich bewegt? Können Sie sich noch an das Körpergefühl erinnern, das damit verbunden war? ... Und nun vergleichen Sie, wo ist die Lebensfreude in Krankenzeiten, in magersüchtigen oder bulimischen Phasen? Wie fühlt sich da der Körper an?

Beschäftigen Sie sich einige Zeit mit diesen Bildern, zeigen Sie sie auch Ihren Vertrauenspersonen, fragen Sie diese nach ihren spontanen Eindrücken beim Betrachten!

3.4 Gedankenkontrolle

Die Lösung unserer einseitigen Identifikation mit dem Verstand ist möglich, wenn wir es möchten.

Hunger und *Durst* haben sowohl körperliche als auch psychische Auslöser und Folgen. Ein berühmtes Experiment dazu ist die sog. Keyes-Studie von 1950 (Minnesota Starvation Experiment). In dieser Studie, die sich über ein Jahr erstreckte, wurde die Einflussvariable Hunger experimentell untersucht. 36 Freiwillige wurden ausgewählt und unterzogen sich einem Experiment, das sich über drei Phasen hinzog: Zunächst eine zwölfwöchige Kontrollphase, in der die Teilnehmer bei einer gut ausgewogenen Kost physiologisch und psychologisch untersucht wurden. Sodann eine 24 Wochen andauernde Hungerphase, in der die Kalorienaufnahme für jeden einzelnen Teilnehmer in dem Maße reduziert wurde, dass sie durchschnittlich jeweils 25 % ihres ursprünglichen Körpergewichtes verloren. Abschließend erfolgte eine zwölfwöchige Erholungsphase, in der die Versuchspersonen unter professioneller Begleitung wieder an eine normale Ernährung herangeführt wurden.

Die Körperveränderungen der Studienteilnehmer waren auffällig: In der mittleren Phase, in der sie etwa ein Viertel ihres Körpergewichts verloren, versuchte sich ihr Organismus optimal auf das reduzierte Nahrungsangebot einzustellen bzw. er verwandte die meiste Energiemenge dafür, lebensnotwendige Funktionen aufrechtzuerhalten. Körperliche Aktivitäten wurden deutlich reduziert.

Im psychischen Bereich zeigten sich Verhaltensauffälligkeiten, die die Untersucher als »Unterernährungsneurose« bezeichneten. Ihre Symptome bestanden in apathischen, depressiven Verhaltensweisen, Gereiztheit. Die Teilnehmer verhielten sich untereinander streitsüchtig, positive Gefühle zueinander nahmen deutlich ab. Mental herrschte eine starke Beschäftigung mit Nahrung vor, bis hin zu nahrungsbezogenen Träumen. Die Männer fingen an, Kochrezepte zu sammeln, es machte ihnen Spaß, andere zu füttern und einige wurden perfektionistisch. Die Konzentration ließ nach, die Entscheidungsfähigkeit sank, ein Verlust von Interessen trat ein, einige isolierten sich sozial und beschränkten ihre Interessen auf Nahrung und nahrungsbezogene Gebiete.

In der Rehabilitationsphase gelang es, die Verhaltensauffälligkeiten schrittweise wieder abzubauen, sodass die verschiedenen Messwerte zum Abschluss der Studie mit den Ausgangsdaten übereinstimmten.

Dieses Experiment zeigte eindrucksvoll, wie Hungerzustände und Unterernährung Veränderungen von Gedanken und von Gefühlen und allgemeinen Verhaltensweisen bewirken können. Wir sehen diese Symptome ebenfalls bei Menschen, die unter einer Essstörung leiden. Bei den Betroffenen läuft eine Art zweiter innerer Film ab (auch wenn sie im Kontakt zu uns sind), in dem die Gedanken um Nahrung kreisen, um Gewicht, um Ängste, zu dick zu sein, Pläne zur Vermeidung der nächsten Mahlzeit etc. Manche Betroffene schätzen diese diesbezügliche »Nebenstimme« im Kopf auf bis zu 80 %, sodass kaum mehr Energie für die Konzentration auf andere Lebensbereiche übrig bleibt.

Spätestens seit der Aufklärung und Descartes berühmtem Satz »Cogito ergo sum« (»Ich denke, also bin ich.«) herrscht in unserer Gesellschaft eine starke Identifikation mit dem Verstand vor. Dies führt dazu, dass wir uns weitgehend mit diesem rationalen Anteil identifizieren und andere Bereiche deutlich untergeordnet einstufen. Nehmen wir z. B. ein junges Mädchen während der Pubertät, das die Menarche erlebt. Sie lernt recht früh in unserer Gesellschaft, dass der weibliche Zyklus mit allen damit verbundenen möglichen Beschwerden körperlicher Art kein Grund ist, in irgendeinem Bereich nicht zu funktionieren. Weder ist es ein Grund, nicht am Schulsport teilzunehmen, noch bei einer Klassenarbeit zu Hause zu bleiben. Wir bekommen in unserer westlichen Gesellschaft vermittelt, dass dieser 28-tägige Zyklus, der uns viele Jahre begleitet, zwar stattfindet, wir uns damit aber nicht primär identifizieren dürfen. Diese ständig ablaufenden Schwankungen gehören zu einem Frauenleben dazu und dürfen weder bei Schülerinnen noch bei Richterinnen, Managerinnen oder Lehrerinnen irgendeine Rolle spielen. Genauso schlägt unser Herz etwa 60–80-mal pro Minute und funktioniert in guten Zeiten autonom, gleiches gilt für unsere Atmung, unser Verdauungssystem etc.

Unser Denken kann mit neurologischen, psychiatrischen oder philosophischen Ansätzen studiert werden. In östlichen Philosophien wird dieses Denken immer wieder mit herumtollenden Affen verglichen, die hierhin und dorthin springen, also in pausenloser Aktivität sind. Und es gibt diesbezüglich Jahrtausende alte Meditationsvorschläge, wie mit diesem »Affenzirkus« umzugehen sein könnte.

Wenn das Denken von einer essgestörten Person verändert oder krank ist und der-/diejenige sich mit dem eigenen Denken identifiziert, was in der Regel der Fall ist, so ergibt sich ein großes therapeutisches Dilemma, das alle Bezugspersonen bestens kennen dürften. Auch lebensbedrohlich untergewichtige Mädchen können sich viel zu dick fühlen und ihr Denken mag einem grausamen Zuchtmeister gleichen, der jegliche Nahrungsaufnahme mit hohen Strafen wie Sportauflagen bis zum körperlichen Zusammenbruch ahndet. Deshalb ist es ein wesentlicher Schritt in der Therapie, eine gewisse

Lösung von der Identifikation mit diesen krankmachenden Gedanken zu erreichen. Wenn eine betroffene Bulimikerin innerlich sozusagen einen Schritt zur Seite treten und beobachten kann, wie hungrig ihr Geist und wie satt ihr Körper ist, ist sie erheblich weitergekommen.

Hier gibt es viele gute Ansätze und Übungsvorschläge aus der buddhistischen Meditationstradition und dem Achtsamkeitstraining, das später noch ausführlich behandelt werden soll.

Barry Long, ein 2003 verstorbener Meditationslehrer, sagte z. B. in seinem Grundlagenkurs:

> »Der Verstand lässt sich nicht durch Widerstand bezwingen. Der gewinnt jedes Mal, denn egal, welche Ansicht oder Haltung letztes Endes triumphiert, es handelt sich immer um eine Ansicht oder Haltung des Verstandes. Da hat nur der Verstand mit dem Verstand gekämpft. Einen solchen Kampf kannst du nicht gewinnen. Der wahre Kampf – den du gewinnen kannst – ist für dich der, nur der Beobachter zu bleiben. [...] Atme ein paar Mal tief und langsam ein und aus. [...] Jetzt beobachte den Gedanken, der sich in deinen Verstand hinein schleicht. Versuche nicht, ihn zu unterbinden. Bemühe dich, ihn nur zu beobachten [...].« (Long 2007)

Ein berühmter indischer Gelehrter des letzten Jahrhunderts, Jiddu Krishnamurti, hat sich sein ganzes Leben schwerpunktmäßig mit diesem Thema beschäftigt. Er schreibt:

> »Wenn Sie Ihren Geist anschauen, einen Gedanken beobachten, dann verschwindet dieser Gedanke, er löst sich auf« (Krishnamurti 2010).

Was können wir nun den Betroffenen vorschlagen?

Wir können ihnen von den durch Hunger bedingten Veränderungen des Denkens berichten und sie nach ihren eigenen Erfahrungen befragen. Wir können sie ermutigen, diesbezüglich ihre eigenen Forschungen bei sich anzustellen. Dies funktioniert z. B. mit dem Ansatz, probeweise unser Denken als ständiges Nebengeräusch wahrzunehmen nach dem Motto:»Mein Herz schlägt, meine Lunge atmet, meine Gebärmutter arbeitet und mein Denken denkt ... Ich bin aber weder nur mein Herz, noch ausschließlich meine Atmung, auch nicht meine Gebärmutter und genauso wenig mein Denken ... Ich bin die Beobachterin, die all dies und noch viel mehr wahrnehmen kann ...«.

Damit wecken wir vielleicht Neugierde und können uns gemeinsam mit den Betroffenen auf dieses Abenteuer einlassen, ganz individuelle Botschaften in Kopf und Bauch etc. wahrzunehmen. Wenn z. B. der Bauch äußert, dass er Hunger hat und der Kopf Nahrung verbietet, die Betroffene aber beides beobachtet, entsteht vielleicht ein Quäntchen Freiheit, die gesundes und alternatives Handeln möglich macht. Diese Wahrnehmungsübungen sollten so häufig wie möglich gemacht werden, auch situationsbezogen für verschiedene soziale Interaktionen, und in der Anfangsphase vielleicht protokolliert werden. Gut möglich, dass es dann spannend wird zu beobachten, welche Gedanken ich im Unterricht habe, beim Essen mit meiner Familie, vor oder nach dem Treffen mit einer wichtigen Bezugsperson, wenn ich alleine zu Hause bin, vor einer Prüfung oder wie auch immer. Und es könnte zudem interessant werden zu beobachten, wie Gedanken entstehen und wie sie wieder verschwinden, auch zu überprüfen, ob Krishnamurti vielleicht Recht hat, der behauptet, ein Gedanke löse sich auf, wenn wir ihn eine Weile beobachten würden. Stimmt das? Wie lange muss ich einen Gedanken beobachten, bis er sich auflöst? Kommt dann ein neuer Gedanke? Oder gibt es vielleicht Zeiten der Ruhe?

Wenn wir uns als Therapeuten nicht einmischen, sondern Anregungen geben, Freiheit, Neugierde und Abenteuergeist fördern, können solche Wege auch Spaß machen, und unter Umständen können wir diese Reise auch gemeinsam genießen lernen.

Martin Luther wird das Zitat zugeschrieben:

>»Du kannst nicht verhindern, dass ein Vogelschwarm über Deinen Kopf hinweg fliegt. Aber du kannst verhindern, dass er in Deinen Haaren nistet«.

Welche Gedanken uns pausenlos durch den Kopf gehen, können wir niemals selbst bestimmen, denn ein großer Anteil dient schlichtweg der Verarbeitung von Umweltreizen, die pausenlos auf uns einstürmen.

Wenn wir uns sorgfältig beobachten, gewinnen wir aber genauso wie unsere Patienten die Freiheit darüber, welchen Gedanken wir in uns Raum und Heimat geben möchten. Irgendwann wird dann vielleicht Heilung möglich, wie sie in der griechischen Mythologie im Bild des Zentaur so eindrucksvoll erscheint, diesem Mischwesen aus Krieger und Pferd, ein Symbol dieses Menschen, der seine verschiedenen Anteile integriert und unter Kontrolle gebracht hat.

Übung: Gedankenexperimente
Nehmen Sie sich für diese Übung ca. 30 Minuten Zeit und sorgen Sie dafür, dass Sie in dieser Zeit nicht gestört werden. Sie können diese Übung bei einem Spaziergang machen oder auch für sich alleine in einem Raum.

Machen Sie sich zu Beginn der Übung bewusst, wo Sie sich gerade befinden, welche Körperhaltung Sie einnehmen, wie der Raum um Sie herum beschaffen ist. Dann wenden Sie Ihre Aufmerksamkeit nach innen und spüren Ihren Körper – sind Sie entspannt? Möchten Sie einzelne Partien lockern? Sorgen Sie für sich, so gut Sie können, entspannen Sie sich.

In den nächsten zehn Minuten beobachten Sie bitte Ihre Gedanken. Warten Sie auf den ersten Gedanken, vielleicht mit einer leichten inneren Neugierde und aus der Position Ihres inneren Beobachters heraus. Kehren Sie immer wieder mit Ihrer Aufmerksamkeit in die Position des inneren Beobachters zurück und machen Sie sich bewusst, welche Gedankenabfolgen im Moment überwiegen. Gibt es eine »Lieblingssorge«, eine bestimmte Person oder Situation, um die Ihre Gedanken kreisen, zu der Sie immer wieder zurückkehren? Beobachten Sie sich weiter ...

Falls Sie eine spezielle Thematik, die Sie gerade sehr beschäftigt, identifiziert haben, machen Sie folgendes Experiment: Konzentrieren Sie sich auf Ihre »Lieblingssorge« und zählen Sie gleichzeitig von 101 beginnend jeweils minus sieben, geben Sie sich Mühe, Sie können durchaus auch bis in Minuszahlen zählen. Welche Erfahrung machen Sie dabei? Ist es Ihnen möglich, gleichzeitig an Ihre Sorgen zu denken und zu rechnen? Probieren Sie es aus und formulieren Sie Ihre persönliche Hypothese.

Und jetzt versuchen Sie bitte folgende Übung: Denken Sie wieder an Ihre »Lieblingssorge« und schauen Sie sich in der Umgebung um, in der Sie sich gerade befinden. Zählen Sie leise oder laut möglichst rasch zehn Dinge auf, die Sie sehen ... Und gleich anschließend benennen Sie bitte nochmals zehn andere Details aus Ihrer Umgebung ...

Was ist während dieser Aufmerksamkeitsübung mit Ihren Sorgen passiert? Falls diese während der Übungen verschwunden waren, könnten Sie so einfache Achtsamkeitsübungen bedarfsweise auch einsetzen, wenn belastende Grübelzwänge auftreten.

3.5 Geschichte vom König mit seinen drei Söhnen

Es wird die Geschichte von einem König erzählt, der drei Söhne hatte. Der erste Sohn hatte ein angenehmes Äußeres und war sehr beliebt. An seinem 21. Geburtstag ließ sein Vater ihm einen eigenen Palast in der Stadt bauen. Der zweite Sohn war intelligent und ebenfalls sehr beliebt. Als er 21 wurde, ließ sein Vater für ihn ebenfalls einen Palast in der Stadt errichten. Der dritte Sohn, weder gutaussehend noch intelligent, war mürrisch und unbeliebt. Als er 21 wurde, sagten die Berater des Königs: »In der Stadt ist nicht mehr genügend Platz. Lasst für Euren Sohn außerhalb der Stadtmauern einen Palast bauen. Ihr könnt ihn so bauen lassen, dass er solide und von Dauer ist. Und Ihr könnt ihm ein paar Eurer Wachen senden, um ihn vor den Barbaren zu schützen, die außerhalb der Stadtmauern leben.« Also ließ der König einen solchen Palast errichten und entsandte einige seiner Soldaten, um ihn zu bewachen.

Ein Jahr später sandte der jüngste Sohn eine Nachricht an seinen Vater: »Ich kann hier nicht mehr leben. Die Barbaren sind zu stark für mich.« Also sagten die Berater:»Lasst einen anderen Palast bauen, der größer und robuster ist und 30 Kilometer von der Stadt und den Barbaren entfernt liegt. Mit mehr Eurer Soldaten wird dieser Palast leicht den Angriffen der Nomadenstämme standhalten können, die dort vorbeiziehen.« Also ließ der König einen solchen Palast errichten und entsandte 100 seiner Soldaten, um ihn zu bewachen.

Ein Jahr später erreichte die folgende Nachricht des Sohnes den Vater:»Ich kann hier nicht mehr leben. Die Stämme sind zu stark für mich.« Also sagten die Berater:»Lasst ein Schloss bauen, ein großes Schloss, das 200 Kilometer weit entfernt liegt. Es soll Platz für 500 Soldaten haben und so robust sein, dass es den Angriffen der Nachbarvölker standhalten kann, die auf der anderen Seite der Grenze leben.« Also ließ der König ein solches Schloss errichten und entsandte 500 seiner Soldaten, um es zu bewachen.

Ein Jahr später sandte der Sohn eine weitere Nachricht an seinen Vater:»Vater, die Angriffe der Nachbarvölker sind zu stark für mich. Sie haben mich bereits zwei Mal angegriffen, und wenn sie mich ein drittes Mal angreifen, fürchte ich um mein Leben und das Eurer Soldaten.« Und der König sprach zu seinen Beratern:»Lasst ihn nach Hause kommen und er soll mit mir in meinem Palast leben. Denn ich sollte wohl lernen, meinen Sohn zu lieben, als alle Energie und Reichtümer meines Königreichs darauf zu verwenden, ihn von mir fernzuhalten.«[1]

In Achtsamkeitsgruppen wird häufig diese bekannte Königsgeschichte erzählt, wenn am Thema Akzeptanz gearbeitet wird. Vielleicht machen wir jetzt selber oder auch mit Betroffenen diese Übung, lesen diese Geschichte, entspannen uns und lassen sie auf uns wirken. In der Regel wissen wir sehr genau, welches unsere»beiden geliebten Söhne« sind und für welche ungeliebten Anteile der dritte Sohn steht. Sich diese bewusst zu machen, ist ein erster Schritt, sie in der nächsten Zeit genauer zu beobachten, auf sie zu *achten*, ein weiterer Punkt. Bereits das Weisheitsbuch der Chinesen, das I Ging, rät dringend davon ab, das Böse direkt zu bekämpfen, weil wir ihm damit

Energie zuführen, lieber stattdessen »energischen Fortschritt im Guten« zu wahren.

Wer kennt es nicht, das unablässige Gedankenkreisen um unerwünschte Situationen oder Gegebenheiten in unserem Leben, bei dem unsere Gedanken gleich einer Schallplatte mit Sprung immer an der gleichen Stelle enden und wieder von vorne beginnen, was teilweise ganz unerträglich werden kann. Bei Essstörungsbetroffenen handelt es sich hierbei häufig um eingebildete körperliche »Mängel«, um weibliche Problemzonen, die weggehungert werden sollen. Ein solches ständiges Kreisen um den zu dicken Po oder ähnliches kann ein normales Leben wie Treffen mit Freunden, gemeinsam Baden gehen etc., völlig unmöglich werden lassen. Betroffene erleben, wie sich diese Königsgeschichte stets wiederholt, denn egal, was sie gegen diese »Problemzonen« unternehmen, diese bleiben bestehen oder kehren in jedem Falle doch zurück, meist wie der griechische Höllenhund sogar mit verstärkter Kraft und Energie.

Alois Burkhard prägt in seinem Achtsamkeitsbuch den Ausdruck »radikale Akzeptanz«. Er beschreibt eine Haltung, die weise Menschen gegenüber unabänderlichen Dingen einnehmen. Diese durch und durch annehmende Haltung bezieht auch die eigenen Emotionen, Gedanken und Wünsche mit ein. Radikale Akzeptanz heißt also, die Situation und unsere Reaktionen darauf so anzunehmen, wie sie sind, ohne dass wir sie verändern können. Die Situation ist so, wie sie ist, weil sie nicht anders sein kann, sonst wäre sie anders (Burkhard 2010, S. 54).

Wir können Betroffene demnach ermutigen, ihre »ungeliebten Kinder« zu beachten, näher kennenzulernen, leben zu lassen und »ins eigene Reich zu integrieren«. Wie dies aussehen kann? Ein unerwünschtes Gefühl kann einfach da sein dürfen, als solches benannt und anerkannt werden, wie z. B. Neid, Eifersucht, Selbsthass, das Gefühl zu dick zu sein etc. Wir können es mit einer Achtsamkeitsübung verbinden, atmen, dieses Gefühl einfach beobachten und schauen, was passiert …

Übung: Liebevolle Akzeptanz

Warten Sie ab, bis zum nächsten Mal ein Gefühl in Ihnen auftaucht, das sehr unangenehm ist und das Sie am liebsten »weg haben« würden wie Neid oder Eifersucht etc. Versuchen Sie sich jetzt zurückzuziehen und für kurze Ungestörtheit zu sorgen. Setzen Sie sich aufrecht hin, nehmen Sie mit Ihren Füßen bewusst Bodenkontakt auf und atmen Sie bewusst dreimal aus. Jetzt lassen Sie Ihren Brustkorb weit werden und dieses ungeliebte Gefühl sich in vollem Maße ausdehnen. Geben Sie ihm Raum. Atmen Sie ruhig weiter in Ihren Bauchraum aktiv ein und aus und beobachten Sie dieses Gefühl. Nimmt es zu? Wie viel Kraft hat es? Wie stark kann es werden? Sie wissen, jede Welle hat ein Maximum, muss an ihrem Höhepunkt umschlagen und auch wieder abnehmen... Wann ist der Höhepunkt Ihrer Gefühlswelle erreicht? Wie fühlt es sich an, wenn die Energie des schlechten Gefühls abnimmt? Einfach weiteratmen und beobachten... Ihrem Atemfluss folgen... Sie können versuchen, das kleiner werdende Gefühl mit Atemluft und Licht zu umhüllen, so wie Sie auch ein Neugeborenes achtsam einhüllen würden... Nehmen Sie dieses lichteingehüllte Energiewesen liebevoll in den Arm, wiegen Sie es, trösten Sie es, vielleicht singen Sie ihm etwas vor... Spüren Sie Ihre Kraft und auch Ihre Fähigkeit, diesem verletzten Anteil Heimat, Ruhe und Fürsorge angedeihen lassen zu können... Nehmen Sie es in Liebe an.

3.6   Achtsamkeit

»Sehnsucht ins Ferne, Künftige zu beschwichtigen, beschäftige Dich hier und heut im Tüchtigen.« Goethe

Achtsamkeit ist ein Prozess, bei dem die Aufmerksamkeit nicht wertend auf den gegenwärtigen Augenblick gerichtet wird (Kabat-Zinn 2004). Die Achtsamkeitspraxis gilt als Kern der buddhistischen

Lehre und wird seit über 2500 Jahren praktiziert. Die praktischen Lehren des Buddha handeln von den vier Edlen Wahrheiten: Vom Leiden, von den Ursachen des Leidens, dem Verlöschen des Leidens und dem Weg zum Verlöschen des Leidens (dem sog. achtfachen Pfad; Goenka 1991, 1997, 1998). Die Praxis desselben gilt als das universelle Mittel für die vollständige Beseitigung jeglichen Leidens bzw. geistiger Unreinheiten. Die Achtsamkeitsschulung ist hier wesentliches Arbeitswerkzeug. Sie wird im sog. Palikanon, der als das älteste Schriftstück des Buddhismus gilt und 80 v. Chr. verfasst wurde (Palikanon 1995), im sog. »Satipatthana-Sutra« überliefert. Hier wird die konkrete Technik der Achtsamkeitspraxis detailliert beschrieben und wir dürfen auf die Übersetzung von Thich Nhat Hanh (1996) verweisen.

Reiner Manstetten (2007, S. 33) sagt treffend dazu:

> »Wir haben heute Grund zur Dankbarkeit dafür, dass aus den Traditionen des Ostens Angebote zu uns kommen, die uns dazu verhelfen, auf den verschiedensten Ebenen Achtsamkeit einzuüben als Grundlage eines freien Loslassens körperlicher, seelischer und geistiger Abhängigkeiten. Die Fokussierung auf den Atem, die Hinwendung der Aufmerksamkeit auf das, was in unserem Leib vorgeht, auf die Weise, wie unser Bewusstsein tätig ist [...] Das sind Wege, [...] sich selbst wahrzunehmen.«

Das erhebliche Potential dieser Achtsamkeitslehre wurde in den letzten 30 Jahren zunehmend in der Psychotherapie erkannt und auch eingesetzt: Vorreiter war hier der Verhaltensmediziner und Psychosomatiker John Kabat-Zinn aus den USA mit seiner »Mindfulness-based Stressreduction«. Es folgten Zindel Segal (2004), Mark Williams und John Tisdale (2008) mit ihrer »Mindfulness-based cognitive Therapy« zur Behandlung von Depressionen. Marsha Linehan entwickelte die dialektisch-behaviorale Therapie unter Einbeziehung von Elementen der Achtsamkeitspraxis und der Zen-Meditation für Persönlichkeitsstörungen. Steven C. Hayes die »Acceptance and Commitment Therapy« für generalisierte Angststörung, Elen Malat für die Suchttherapie und schließlich Luise Reddemann (vgl. Reuster 2007, S. 3) für die Traumatherapie.

Auch die heutige Essstörungsbehandlung ist ohne Elemente dieser Achtsamkeitstherapie nicht mehr zu denken. Und wenn wir sie in Zusammenhang mit Essstörungen im Internet recherchieren, finden sich erstaunlich viele Einträge. Diese Meditationstechniken werden z. B. in Suchtzentren eingesetzt (z. B. dem Schweizer Zentrum »Start again«). Hier gilt die Annahme:

> »Die Diagnose als die direkte Erfahrung der eigenen Sucht auf der mental somatischen Ebene führt gleichzeitig als Intervention zur langsamen Auflösung derselben. [...] Im Mittelpunkt steht dann die Erfahrung, dass die eigene Sucht kommt, zum Konsum drängt, aber auch wieder verschwindet. Sie verschwindet dann, wenn die Tendenzen zum Konsum nicht unterstützt werden durch begehrliches Reagieren auf sie, sondern achtsam und distanziert auf der Ebene des körperlichen Empfindens beobachtet werden« (Andressen-Reuster, 2007).

Wie können wir diese Erkenntnisse für die praktische Therapie nutzen? Wir können Betroffene über diese Zusammenhänge aufklären und sie ermutigen, Selbstversuche mit sich anzustellen, vielleicht auch Übungen mit ihnen gemeinsam machen. Sehr hilfreich ist das Erlernen der Techniken zum Achtsamkeitstraining, wobei heute flächendeckend sog. »MBSR-Kurse« angeboten werden, in denen dieses Verfahren in einem 30-stündigen Kurs über acht Wochen gelehrt wird. Kernstück ist der sog. »Body-Scan« und die »Atemmeditation«, beide werden am Ende des Kapitels vorgestellt und sind auch im Internet jederzeit abrufbar. Eine tägliche Übung dieser Verfahren schult die Fähigkeit der Wahrnehmung für eigene Prozesse im Denken, im Fühlen und den Körper betreffend, sodass auch in schwierigen Situationen ein rascher Check möglich wird.

Viele Betroffene berichten von einem suchtartigen Charakter der Essstörung. Manche Magersüchtige sprechen davon, »süchtig nach Hungergefühl« zu sein, Bulimiker sehen häufig Nahrungsmittel recht klar als Suchtmittel an mit der ganzen damit verbundenen Ambivalenz des einerseits Habenwollens und der gleichzeitig damit verbundenen Schuldgefühle. Wenn nun z. B. Heißhungerdruck kommt, könnte eine Achtsamkeitsübung wie folgt aussehen.

Übung

Wir setzen uns aufrecht auf einen Stuhl, konzentrieren uns auf unsere Füße, erden uns, nehmen bewusst Bodenkontakt auf. Dann atmen wir drei Mal tief aus. In der Folge lassen wir unseren Brustkorb weit werden (manchen hilft die Vorstellung eines Brunnenschachtes, den sie weit stellen können) und lassen in diesem Raum alle Gedanken, Gefühle und Körperempfindungen aufsteigen, die sich jetzt zeigen möchten. Wir beobachten alles, wie wir auch im Kino Filmszenen auf einer Leinwand beobachten, halten nichts fest, bleiben in einer neutralen, distanten, aufmerksamen Haltung, registrieren auch sehr genau, wie lange einzelne Zustände andauern, welche Übergänge sich ergeben, wie sie sich abwechseln. Wir beobachten so lange, bis sich die jeweilige Missempfindung aufgelöst hat und Ruhe in uns einkehrt.

Mit dieser einfachen Übung werden wir erkennen, dass sich auch negative Gefühle ähnlich wie negative Gedanken auflösen, wenn wir sie nicht verdrängen, sondern »einlassen«, ihnen in uns Raum geben. Ob Wut, Hass, Eifersucht, Selbsthass, das Gefühl, zu dick zu sein etc. – unserer Achtsamkeit kann ein negatives Gefühl nicht lange Stand halten, nach wenigen Minuten wird es durch andere Gefühle abgelöst werden, die dem zugrunde liegen, wie vielleicht Traurigkeit oder Einsamkeit und auch da wieder abgelöst werden durch Stille.

Einzig wichtig ist unser Entschluss bzw. unsere Entscheidung im betreffenden Moment, dem Impuls zum Heißhungeranfall zum Beispiel nicht nachzugeben, sondern neugierig zu bleiben und seine Auslöser verstehen zu wollen. Wenn wir diese erstmal kennen, können wir uns selbst oder auch mit therapeutischer Hilfe bessere Problemlösungsstrategien als die Essstörung erarbeiten. Sehr spannend und hilfreich kann ein persönliches »Achtsamkeitstagebuch« sein, in das wir diese täglichen Übungen und die Erfahrungen, die wir mit ihnen machen, aufschreiben. Solche Tagebucheinträge könnten auch die in einem späteren Abschnitt vorgestellten Essprotokolle sehr sinnvoll ergänzen.

Übung: Der Body-Scan (Segal et al. 2004, S. 127)

1. Legen Sie sich hin und machen Sie es sich bequem: auf dem Rücken, auf einer Matte oder einem Teppich auf dem Boden, oder auch auf Ihrem Bett, jedenfalls an einem Ort, an dem es warm ist und Sie ungestört sind. Erlauben Sie Ihren Augen, sich sanft zu schließen.

2. Nehmen Sie sich ein paar Augenblicke Zeit, um Kontakt mit den Bewegungen Ihres Atems und mit den Empfindungen in Ihrem Körper aufzunehmen. Wenn Sie so weit sind, richten Sie Ihre Aufmerksamkeit auf die Empfindungen in Ihrem Körper, vor allem auf die Empfindung von Berührung und Druck, dort, wo Ihr Körper in Kontakt mit der Matte oder dem Bett ist. Lassen Sie mit jedem Ausatmen ein wenig los, und lassen Sie sich ein bisschen tiefer in den Boden oder das Bett sinken.

3. Erinnern Sie sich noch einmal an den Sinn dieser Übung. Ziel ist nicht, sich anders zu fühlen, entspannter oder ruhiger. Das kann zwar passieren, muss aber nicht. Stattdessen ist das Ziel dieser Übung, Ihre Aufmerksamkeit – so gut es Ihnen möglich ist – auf die Empfindungen zu lenken, die Sie entdecken werden, während Sie Ihre Aufmerksamkeit der Reihe nach auf die verschiedenen Bereiche des Körpers richten.

4. Richten Sie nun Ihre Aufmerksamkeit auf die Körperempfindungen im unteren Bauchraum. Seien Sie sich einfach – während Sie einatmen und wieder ausatmen – der sich ständig verändernden Muster von Empfindungen an der Bauchdecke bewusst. Nehmen Sie sich ein paar Minuten Zeit, um diese Empfindungen zu spüren, während Sie ein- und ausatmen.

5. Nachdem Sie die Empfindungen im Bauchraum wahrgenommen haben, lassen Sie den Fokus oder den »Brennpunkt« Ihrer Aufmerksamkeit das linke Bein hinunter wandern, bis hinein in den linken Fuß und zu den Zehen des linken Fußes. Richten Sie die Aufmerksamkeit der Reihe nach auf jeden einzelnen Zeh des linken Fußes und erforschen Sie mit sanftem Interesse die Qualität der Empfindungen dort; vielleicht spüren Sie den

Kontakt zwischen Ihren Zehen, ein Kitzeln, Wärme oder auch gar keine bestimmte Empfindung.

6. Wenn Sie so weit sind, spüren Sie oder stellen Sie sich vor, wie beim Einatmen der Atem in die Lunge eintritt und dann in den Bauchraum hinunter strömt bis ins linke Bein, in den linken Fuß und zu den Zehen des linken Fußes. Dann beim Ausatmen spüren oder stellen Sie sich vor, wie der Atem den ganzen Weg wieder zurück geht in den Fuß, in das Bein, durch den Bauchraum hinauf, durch die Brust und durch die Nase wieder hinaus. Fahren Sie damit – so gut es Ihnen möglich ist – für ein paar Atemzüge fort; bis in die Zehen hinein atmen und wieder aus den Zehen hinaus. Vielleicht ist es schwierig, ein Gefühl dafür zu entwickeln – üben Sie einfach dieses »Hineinatmen« – so gut es Ihnen möglich ist – auf spielerische Weise.

Übung: Der Atemraum – Transkript (Segal et al. 2004, S. 189)
Da diese Übung kurz ist und wir schnell im gegenwärtigen Moment ankommen möchten, nehmen wir zunächst eine ganz bestimmte Körperhaltung ein: entspannt, würdevoll, mit aufgerichtetem, aber nicht mit steifem Rücken, sodass wir ein Gefühl von Präsenz und Wachheit verkörpern.

Nun schließen Sie Ihre Augen, wenn das für Sie angenehm ist. Werden Sie sich in einem ersten Schritt gewahr, wirklich gewahr, was gerade in Ihnen vor sich geht. Aufmerksam sein für das, was Ihnen durch den Kopf geht: Welche Gedanken sind gerade da? Hier wieder, so gut es Ihnen möglich ist, Ihre Gedanken einfach als geistige Vorgänge betrachten. Wir nehmen sie also zur Kenntnis, und dann beobachten wir die Gefühle, die in diesem Moment vorhanden sind. Wir wenden uns dabei insbesondere jeder Empfindung von Unwohlsein oder unangenehmen Gefühlen zu anstatt zu versuchen, sie wegzuschieben oder zu ignorieren. Einfach diese Gefühle anerkennen, vielleicht indem Sie sagen: »Aha, da bist du also, so fühlt es sich also gerade an.« Genauso mit

115

Körperempfindungen ... Sind gerade Empfindungen wie Anspannung, Festhalten da – oder Ähnliches? Und wieder sich dessen gewahr sein, sie einfach zur Kenntnis nehmen. Okay, so ist es also jetzt gerade. Wir haben nun also ein Gefühl dafür, was gerade geschieht. Wir sind aus dem Autopiloten-Modus ausgestiegen. Der zweite Schritt besteht nun darin, unser Gewahrsein zu sammeln, indem wir uns auf ein einzelnes Objekt fokussieren – die Bewegung des Atems. Jetzt sammeln wir uns, indem wir unsere Aufmerksamkeit nach unten auf die Bewegungen im Bauch richten, das Heben und Senken der Bauchdecke mit der Atmung ... Wir konzentrieren uns ungefähr für eine Minute auf die Bewegungen an der Bauchdecke ... Moment für Moment, Atemzug für Atemzug, so gut es uns möglich ist. So, dass wir wissen, wann der Atem hineinströmt und wann er wieder hinaus strömt. Einfache Aufmerksamkeit mit den Mustern von Bewegung dort unten verbinden ... den Atem als Anker benutzen, um sich zu sammeln, um wirklich gegenwärtig zu sein.

Und jetzt als dritten Schritt, nachdem wir uns bis zu einem gewissen Grad gesammelt haben, lassen wir unser Gewahrsein sich ausdehnen. Wir schließen sowohl den Atem als auch ein Gefühl für den Körper als Ganzes in unser Gewahrsein mit ein, sodass unser Gewahrsein ganz weit wird ... Ein Gefühl für den Körper als Ganzes, einschließlich jeglicher Form von Anspannung oder Empfindungen in Verbindung mit Festhalten in den Schultern, im Nacken, im Rücken oder im Gesicht ... Dem Atem folgen, so als ob Ihr ganzer Körper atmen würde. Und all dies in dem weichen, weiten Raum des Gewahrseins halten.

Und dann, wenn Sie bereit sind, die Augen langsam öffnen.

3.7 Wie Buddha vom Asketentum Abschied nahm und den Weg der Mitte entdeckte

Askese stammt aus dem Altgriechischen »askein«, was üben, sich befleißigen heißt. Es bezeichnete ursprünglich eine »seelische Selbstschulung aus religiöser und philosophischer Motivation, um Tugenden zu erlangen«. Sie hat einerseits eine positive Grundbedeutung, wenn ihr Akzent auf eine »planmäßige Schulung der Fähigkeiten von Körper, Geist und Willen« gerichtet ist, andererseits eine negative, die auf der Unterdrückung von Bedürfnissen und Begierden bis hin zu deren Abtötung hinzielt.

Askese hat in allen Religionen eine wichtige Rolle gespielt und kommt heute noch kollektiv z. B. im Islam beim jährlichen Ramadan oder im Christentum in der »Fastenzeit« zum Tragen. Der Buddhismus lehnt extreme Askeseformen ab und fordert eine pragmatische Haltung der Mitte, basierend auf den persönlichen Erfahrungen und späteren Lehren von Siddharta Gautama aus Vorderindien, der etwa 560–480 v. Chr. lebte und später unter dem Namen »Buddha, der Erwachte« bekannt wurde. Er wuchs als Prinzensohn in Luxus auf, der Überlieferung nach wurde jede Berührung mit dem Leid des Daseins von ihm ferngehalten. Als ihm auf Ausflügen außerhalb der Palastmauern Alter, Krankheit und Tod begegneten, entschloss er sich, seine Heimat zu verlassen, um dem menschlichen Leiden und seinen Ursachen auf den Grund zu gehen bzw. einen Ausweg daraus zu suchen.

Buddha lebte zunächst das Leben eines wandernden Pilgers und wandte sich schließlich dem Asketentum zu. Dieses lebte er offensichtlich exzessiv, es gibt dazu viele anschauliche spätere Berichte. Beispielhaft sei dafür aus dem Buch von Thich Nhath Hanh »Wie Siddharta zum Buddha wurde« zitiert:

»[...] an manchen Tagen aß er nur eine verschrumpelte Guave, die er zufällig auf dem Boden fand oder ein Stück getrockneten Büffeldung. Sein Körper war in erschreckendem Maße ausgezehrt – kaum noch mehr als etwas

Fleisch, das an den hervortretenden Knochen hing. Sechs Monate hatte er weder seine Haare noch seinen Bart geschnitten, und wenn er über seinen Kopf strich, fielen ihm die Haare büschelweise aus, so als gäbe es für sie auf dem wenigen Fleisch, das noch an seinem Schädel haftete, keinen Raum zum Wachsen mehr. Und dann, eines Tages, Siddharta meditierte gerade auf einem Leichenfeld, erkannte er mit einem Schlag, wie falsch der Weg der Selbstkasteiung war. Die Sonne war untergegangen und ein kühler Windhauch liebkoste seine Haut. Den ganzen Tag über hatte er in der brennenden Sonne gesessen, und nun erlebte er den leichten Wind als wunderbar kühlend. Er empfand ein Wohlgefühl und eine Ruhe in seinem Geist, die ganz anders waren als das, was er während des Tages erfahren hatte. Er verstand auf einmal, dass man zwischen Körper und Geist keine Unterscheidung machen durfte, denn sie waren *eine Wirklichkeit*. Der Frieden und das Wohlbefinden des Körpers waren unmittelbar mit dem Frieden und dem Wohlbefinden des Geistes verbunden. Den Körper misshandeln bedeutete, den Geist misshandeln. Er erinnerte sich an das erste Mal, als er in Meditation gesessen hatte – damals war er neun Jahre alt gewesen, und er hatte am Jahrestag des ersten Pflügens im kühlen Schatten eines Rosenapfelbaumes gesessen. Er entsann sich des Gefühls von Klarheit und Ruhe« (Thich Nhath Hanh 1996, S. 98).

Gautama nahm sich schließlich vor, seine Gesundheit wiederzuerlangen, der Tradition nach badete er sich im Fluss, die erste Nahrung soll eine Schale Milch gewesen sein.

In diesem Zusammenhang gibt es aus dem Buddhismus auch das Gleichnis von einem Musiker: Während Siddharta am Fluss saß und meditierte, fuhr in einem Boot ein Musiker mit seinem Sohn an ihm vorbei und er hörte das Gespräch, in dem der Vater dem Sohn die Funktion des Saiteninstrumentes zeigte. Dabei wies dieser darauf hin, dass die Saiten, wenn sie zu stark gespannt sind, reißen, wenn sie zu locker sind, keine richtigen Töne ergeben. Nur bei der optimalen und mittleren Spannung klingt das Instrument wirklich gut.

Wenn wir mit Menschen, die unter Essstörungen leiden, zusammen sind, fällt uns oft deren dichotomes Denken auf, d. h., sie denken, sprechen und handeln in Gegensätzen nach dem Alles-oder-Nichts-

Prinzip, und haben auch sehr radikale Ideale. Für die Therapien kann es sehr lohnend sein, mittels sokratischem Dialog kritisch zu hinterfragen und sich zu beobachten, wann persönliches Wohlgefühl zu Stande kommt und in der Vergangenheit zu Stande kam. Glückliche Momente im Leben und das Gewicht zu diesen Zeitpunkten sind genauso informativ wie das persönliche Beobachten: Wie fühle ich mich nach einer Kugel Eis, nach drei Kugeln, nach zehn Kugeln? Bevor die persönliche Askese auch individuell bei einer Magersucht aufgegeben werden kann, bedarf es eines sehr tiefen inneren Entschlusses der Betroffenen, den wir als Therapeuten oder Angehörige natürlich niemals für sie treffen können. Diese ganz persönliche Freiheit sollten wir uns auch als Therapeuten immer vor Augen halten.

Susi Orbach veröffentlichte 1981 und 1984 ihre »Anti-Diät-Bücher«, in denen sie zahlreiche Übungen empfahl, um aus dieser Falle der Extreme herauszukommen. Viele dieser Übungen werden noch heute in Essstörungsbewältigungsgruppen verwendet. So auch die sog. »Party-Übung«, bei der sich Betroffene in einer kleinen Fantasiereise vorstellen sollen, mit einem sehr hohen Gewicht zu einer Einladung zu gehen, wahrzunehmen, welche Art von Kleidung sie dafür wählen, welches Ess- und Trinkverhalten sie an den Tag legen, wie sie sozialen Kontakt aufnehmen, sich dann vorzustellen, mit extremem Untergewicht die gleiche Party zu besuchen und schließlich mit einem mittleren, individuellen Wohlfühlgewicht. Bei diesen Vorstellungen bemerken Betroffene sehr schnell die Funktionen, die die Essstörung innehat, z. B. das Vermeiden von Kontakt zum anderen Geschlecht etc. In weiteren Übungen können Betroffene sich genau mit ihrem Therapeuten austauschen, in welcher Lebensphase sie das niedrigste bzw. ein bestimmtes Gewicht hatten und welche Funktion zu diesem Zeitpunkt die Essstörung hatte.

Übung: Reise mit meinem dünnen und meinem dicken Ich
Setzen oder legen Sie sich bequem hin und sorgen Sie dafür, dass sie eine Weile nicht gestört werden können. Entspannen Sie sich in bewährter Weise und lassen Sie beim Ausatmen alles los, was Sie am heutigen Tage belastet hat. Lassen Sie ein Gefühl angenehmer Körperschwere zu und geben Sie ihr Gewicht an die Unterlage ab, die Sie verlässlich und gut trägt. Angenehme Wärme und Ruhe durchströmt Sie. Allmählich wenden Sie Ihre Aufmerksamkeit nach innen und Sie beschließen, sich Zeit für eine kleine Reise zu nehmen. Überlegen Sie sich zunächst, wo diese Reise hingehen könnte. Es mag sich um eine Schulabschlussfahrt nach Süditalien handeln, eine Geschäftsreise mit Ihrem Arbeitskollegen zu einer Fortbildung mit einem großen offiziellen Abendessen, eine Reise mit einer Reisegruppe etc. – wozu Sie auch immer Lust haben, wählen Sie für sich und Ihre jetzige Lebenssituation eine Option aus.

In Gedanken packen Sie jetzt Ihren Koffer. Wie ist Ihr aktuelles Gewicht? Wie zufrieden sind Sie mit Ihrem Äußeren? Nach welchen Kriterien wählen Sie Kleidung aus, die Sie mitnehmen?

Die Reise beginnt. Lassen Sie diese vor Ihrem geistigen Auge möglichst detailliert ablaufen. Erleben Sie in Ihrer Fantasie Situationen, in der Sie zum Essen gehen, vielleicht später noch zum Tanzen gehen, an einem freien Nachmittag am Strand baden. Wie geht es Ihnen dabei? Welche Aktivitäten können Sie mitmachen, welche vermeiden Sie?

Wie verhalten Sie sich bei gemeinsamen Essen, können Sie sich am Strand und in Badekleidung zeigen? Wie fühlen Sie sich dabei?

Stellen Sie sich nun vor, dass Sie während dieser Reise plötzlich Ihr Gewicht verändern. Ihr Körper wird so dick und voluminös, wie Sie es sich nur vorstellen können. Wie geht die Reise mit dem dicken Ich weiter? Wie verändern sich Ihre Kontakte, Ihr Essverhalten?

Und dann verändert sich Ihr Gewicht wieder, Ihr Körper wird so dünn, wie Sie ihn sich nur vorstellen können. Wie kleiden Sie ihr dünnes Ich? Wie sehen jetzt Ihre Kontakte aus – zum eigenen Geschlecht? Zum anderen Geschlecht? Wie essen Sie, wie bewegen Sie sich, wie gut können Sie sich zeigen?

Spielen Sie diese Reise in Ihren Gedanken ruhig eine Weile in verschiedensten Situationen durch, auch immer wieder mit Ihrem dicken/dünnen und aktuellen Ich und achten Sie auf die Unterschiede, die Ihnen auffallen.

Wenn Sie das Gefühl haben, dass Sie am Ende dieser Übung angelangt sind, dehnen und strecken Sie sich und kehren Sie mit Ihrem Bewusstsein wieder in Ihre aktuelle Realität zurück. Notieren Sie Ihre Erfahrungen und besprechen Sie sie wenn möglich mit einer Vertrauensperson.

3.8 Wertesysteme und Schablonen, in die wir uns pressen (lassen?)

Essstörungserkrankungen treten häufig in der Pubertät auf. Diese bedeutet für Jugendliche naturgemäß eine Zeit großer Verunsicherung. Der Körper verändert sich rasch, die Ablöse von der Primärfamilie wird ambivalent erlebt. In unserem Schul- und Ausbildungssystem werden an die Heranwachsenden immer höhere Forderungen gestellt, ihre mögliche Auswahl von späteren Berufsbildern wird immer größer und damit unübersichtlicher. Wenn wir uns vor Schulen aufhalten und Schülerinnen und Schüler zwischen 13 und 16 Jahren beobachten, fällt uns vielleicht auf, wie sie förmlich uniformiert, ja gleichgeschaltet wirken. Schon nach kurzer Beobachtung wird zumeist rasch klar, was an dieser Schule zurzeit »angesagt« ist, wie dort als »cool« bewertete Mädchen und Jungen gekleidet sind und sich verhalten. Diese Altersgruppe liest häufig Zeitschriften wie »InStyle« wie die »Bibel« (Aussage eines betroffenen Vaters), und es scheint für das Gros der Jugendlichen außerordentlich wichtig, sich

121

anzugleichen. Individuelle Regungen werden häufig angstbesetzt erlebt, machen rasch zum Außenseiter und es braucht sehr viel Mut und Selbstbewusstsein, um gegen diesen Gruppendruck bei sich zu bleiben. Mädchen und Jungen mit geringem Selbstwertgefühl sind deshalb besonders anfällig, der von der großen Mehrheit ihrer Altersgruppe, der sog. Peergroup, vertretenen »Weltanschauung« zu unterliegen, auch wenn sich diese ganz offensichtlich nicht mit ihrer Gesundheit vereinbaren lässt. Zugleich sind daher grundsätzlich alle Therapieelemente, die das Selbstwertgefühl und die Fähigkeit steigern, zum eigenen So-Sein »Ja« zu sagen, hilfreich für die Jugendlichen.

In Therapien können wir mit Betroffenen ihr individuelles Schönheitsideal reflektieren, analysieren, wie es entsteht, wie abhängig es von momentanen Modeströmungen ist. Wir können dies mit den Betroffenen auch relativieren, sie ermutigen, andere Orte aufmerksam aufzusuchen und zu sehen, ob dort unter Umständen ganz andere Dinge »angesagt« sind. Wir merken dies sehr schnell auf Reisen, wo beispielsweise das Mode- und Schönheitsideal in New York ein ganz anderes ist als in Santa Fe oder in Südamerika bzw. in afrikanischen Ländern. Und wir können Betroffene ermutigen, sich sehr bewusst mit sich selbst, mit den eigenen körperlichen Gegebenheiten auseinanderzusetzen, und mit ihnen gemeinsam den Weg gehen, ihre ganz eigene Schönheit zu entdecken. So wie wir verschiedene Blumen in ihrer Einzigartigkeit betrachten und schätzen können und ein Gänseblümchen schlichtweg nicht mit einer Kornblume vergleichen, auch eine Perserkatze nicht mit einer Siamkatze und wir dies in der Natur als selbstverständlich akzeptieren, so können wir auch gemeinsam mit den Jugendlichen in den Therapien ein eigenes Wertesystem entwickeln und erarbeiten.

In kleinen Schritten können wir ermutigen, auch etwas von der Norm abweichende Dinge auszuprobieren, zu experimentieren und zuletzt natürlich zum eigenen Körper zu stehen.

Übung: Vor dem Spiegel

Diese Übung können Sie alleine machen oder zusammen mit einer Bezugsperson oder auch Therapeutin. Stellen Sie sich vor einen Spiegel und betrachten Sie zunächst Ihr Gesicht. Sehen Sie sich für eine Weile in die Augen und analysieren Sie möglichst genau Ihre Augenfarbe, deren Ausdruck. Dann schauen Sie sich ganz langsam in allen Details Ihr Gesicht an: Ihre Stirn, Ihre Augenbrauen, Ihre Nase, Ihre Wangen, Ihren Mund, Ihre Zähne. Was sehen Sie? Was fällt Ihnen auf? Studieren Sie sich eingehend und beobachten Sie, was Sie an sich mögen. Holen Sie sich auch Rückmeldung, was Ihre Bezugsperson schön an Ihnen findet. Erinnern Sie sich, welche positiven Bemerkungen Sie in der Vergangenheit von anderen wahrgenommen haben. Dann treten Sie ein wenig zurück und betrachten Sie Stück für Stück Ihren gesamten Körper. Beobachten Sie jedes Detail und nehmen Sie Ihre möglicherweise wechselnden Gefühle wahr. Seien Sie ehrlich mit sich, drücken Sie in Gegenwart einer anderen Person deutlich aus, was Sie an sich mögen. Betrachten Sie sich dann weiter einer Weile und lassen Sie Gedanken und Gefühle kommen und auch wieder gehen ...

»Es ist wie es ist« ...

Wiederholen Sie diese Übung in den nächsten Wochen regelmäßig und achten Sie, was sich möglicherweise verändert.

Wenn Sie unterwegs sind, ob in öffentlichen Verkehrsmitteln oder im Supermarkt, schauen Sie sich andere Menschen an und versuchen Sie an jedem etwas zu finden, das Ihnen gefällt. Versuchen Sie, Ihre Wahrnehmung für Individualität und Schönheit bei sich und in Ihrer Umgebung zu öffnen.

Machen Sie auch häufiger ehrlich gemeinte Komplimente, in denen Sie anderen Menschen rückmelden, was Ihnen an ihnen besonders gefällt.

3.9 Freiheit – Ich nehme mir, entdecke mich, mein Leben!

Schon in Suchttherapien fällt immer wieder auf, dass sich Betroffene überwiegend mit dem Suchtmittel und Wegen der Abstinenz beschäftigen. Gerade bei der Alkoholabhängigkeit wird dies z. B. deutlich. Wir wissen alle, wie schädlich Alkohol für den Körper ist, wie er Menschen langfristig verändert, wie er ihre sozialen Beziehungen zerstört, Partnerschaften vergiftet, Kinder schädigt und soziale Existenzen vernichtet. Viele Betroffene können nur in völliger Abstinenz leben, bereits alkoholhaltige Medikamente in Tropfenform sind hier ein Tabu. Es gibt eine nahezu unübersichtliche Flut an Literatur zu diesen Themen, doch relativ wenig über die Vorteile eines nüchternen Lebens. Dieses erscheint eher als Preis, den die Betroffenen für Gesundheit zahlen müssen. Ist das so?

In der Psychologie unterscheiden wir zwischen Schub- und Zugmotivation, wobei letztere die wesentlich effektivere darstellt.

Vor einigen Jahren erzählte mir ein Kollege eine interessante Geschichte: Er hatte über Monate hinweg seine Mittagspause dazu genutzt, bei einem Bauern eine Stute auszureiten, dann wegen vieler beruflicher Verpflichtungen pausiert. Als er zum ersten Mal wieder zu diesem Tier kam, freute er sich sehr auf den gemeinsamen Ausritt, der in den ersten 20 Minuten auch unproblematisch und wie früher verlief. Dann, berichtete er, sei die Stute plötzlich umgekehrt und in hohem Tempo mit ihm querfeldein zurück zum Stall geritten. Er habe Todesangst gehabt und die Situation nicht beherrschen können. Des Rätsels Lösung sei das Fohlen des Pferdes gewesen, das die Stute offensichtlich zur Umkehr bewegt habe und von dem er nichts gewusst hatte.

In Therapien können wir uns fragen, was unser persönliches »Fohlen« ist, wofür es sich für uns lohnt, gesund zu werden, Normalgewicht zu erreichen?

Wir wissen aus Untersuchungen, dass gerade die Magersucht mit einer recht ausgeprägten Depressivität einhergeht, die sich häufig mit Normalgewicht löst. Betroffene berichten, dass sie sich wieder konzentrieren können, Bücher lesen, Interessen spüren, lachen können, Spaß haben, unvernünftig oder auch mal faul sein können. Das Leben kehrt zurück mit all seinen Facetten. Temperatur ist wieder normal spürbar. Wir sehen wieder bewusst, nehmen Geschmack wahr, Hunger und Sättigung. Im weitesten Sinne kann unsere Sinnlichkeit erwachen und schrittweise gepflegt werden, Sexualität erstmals oder wieder neu entdeckt werden. Wenn wir uns im eigenen Körper zu Hause fühlen, ist ein weites Spektrum an Erfahrungen möglich, es entfaltet sich das ganze Abenteuer des Lebens für uns.

Deshalb ermutigen wir Betroffene, so gut wir können, über ihre Träume und Sehnsüchte zu sprechen, ihre Ziele, dann werden diese sozusagen magnetisch aufgeladen und es zieht sie förmlich in den gesunden Bereich des Lebens.

Übung: Mein gesundes Ich

Begeben Sie sich an einen ruhigen Ort, wo Sie niemand stören kann. Setzen oder legen Sie sich in eine bequeme Position. Beginnen Sie nun wie gewohnt, Ihren Körper zu entspannen. Konzentrieren Sie sich auf Schwere und Wärme, lassen Sie Gedanken kommen und auch wieder gehen. Achten Sie eine Weile auf Ihr Ein- und Ausatmen, auf das Heben und Senken der Bauchdecke. Wenn ganz allmählich Ruhe einkehrt, widmen Sie sich in aller Ruhe Ihrem Körper.

Beginnen Sie mit Ihren Haaren und visualisieren Sie diese gesund und glänzend, so, wie Sie sich diese im Geheimen schon immer gewünscht haben. Widmen Sie sich dann liebevoll Ihrem Gesicht und lassen Sie dieses zu Ihrer ganz individuellen Schönheit erblühen. Tasten Sie nun in Gedanken langsam Ihren Körper ab. Folgen Sie mit Ihrem Hals und Ihrem Oberkörper. Ihr Busen,

Ihre Arme, Ihr Rücken, Ihr Bauch, die Beine und die Füße verändern sich wie gewünscht auf magische Weise zu vollkommener Gesundheit und Schönheit. Lassen Sie sich Zeit. Ihre Gedanken sind völlig frei. Niemand weiß von Ihren Wünschen. Jetzt ist die Zeit für Sie, diese zu visualisieren. Hören Sie erst auf, wenn Sie in Ihrer Vorstellung Ihren idealen Körper vor sich sehen ...

Jetzt bewegen Sie sich in diesem gesunden und schönen Körper, kleiden Sie sich, tanzen Sie, lachen Sie, singen Sie. Genießen Sie sich in Gesundheit, Schönheit und Lebensfreude, so lange Sie möchten ...

Wiederholen Sie diese Übung in den nächsten Monaten morgens vor dem Aufstehen und abends vor dem Einschlafen.

4

Ich leide unter einer Essstörung, was sollte ich wissen, was kann ich tun?

4.1 Ambulante Therapiemöglichkeiten

Das Symptom der Essstörung wird von den betroffenen Jugendlichen und Erwachsenen zunächst zumeist als entlastend erlebt und die Gewichtsabnahme als Erfolg gefeiert. Ein Leidensdruck entsteht eher aufgrund der körperlichen Symptome, die die Essstörung begleiten, wie z. B. trockene Haut, dünne Haare, Gefühl körperlicher Erschöpfung, mangelnde Leistungsfähigkeit, Konzentrationsstörungen oder auch Ausfall der Periode. Wegen dieser körperlichen Folgeerkrankungen kann sich der Betroffene zunächst an den Hausarzt wenden.

Hier werden eine körperliche Untersuchung und eine Blutabnahme mit Kontrolle der Laborwerte durchgeführt sowie eventuell weiterführende internistische, neurologische oder gynäkologische Untersuchungen empfohlen. Dennoch fühlen sich Betroffene häufig allein gelassen, auch von Ärzten. Wichtig ist für Betroffene, die Problematik offen anzusprechen, um sich schließlich auch selbst ein Bild über körperliche Folgen und entsprechende Probleme machen zu können. Neben der körperlichen Aufklärung ist es für Betroffene wichtig, ein Beratungsgespräch mit einem entsprechenden Fachmann zu führen. Das kann bei einer Selbsthilfeorganisation oder auch bei einem entsprechend ambulant tätigen ärztlichen oder psychologischen Psychotherapeuten vereinbart werden. Ein solches Vorgespräch kann bei Selbsthilfeorganisationen unentgeltlich vereinbart werden. Bei ärztlichen Therapeutinnen und Therapeuten reichen Überweisungsschein oder die Versicherungskarte der Krankenkasse. In diesem Erstgespräch kann der Betroffene sich zunächst einmal aussprechen und die oft lang gewahrte Heimlichkeit durchbrechen. Fachpersonen werden Hilfen geben zur Frage der Diagnose, wie überhaupt zur Bestandsaufnahme. Auch können Therapiemöglichkeiten besprochen werden. In leichteren Fällen mag z. B. der Besuch einer Selbsthilfegruppe ausreichen oder eine ambulante Therapie. In schwerwiegenden Fällen wird vielleicht ein integratives Behandlungskonzept vorgeschlagen werden, wie z. B. die Anmeldung in einer entsprechend spezialisierten Klinik und parallel eine ambulante Therapie zur Krisenintervention bis zur Aufnahme in die Klinik und weiterführend nach Entlassung.

Eine ambulante therapeutische Behandlung besteht aus mehreren Teilen, die in der Regel parallel verlaufen (Voderholzer, Fichter, 2014; De Zwaan, Herpertz-Dahlmann, 2016):
Zunächst kann der Betroffene mit dem Therapeuten den Gewichtsverlauf über die letzte Zeit analysieren, Veränderungen des Essverhaltens besprechen. So können beide z. B. eine Langzeitgewichtskurve aufstellen, aus der der Zusammenhang von Gewichtszu- und -abnahmen mit entsprechenden Lebensereignissen ersichtlich wird. Ein Beispiel hierfür findet sich in Abbildung 7. Manchmal

können hieraus erste Hinweise für Auslösesituationen gefunden werden.

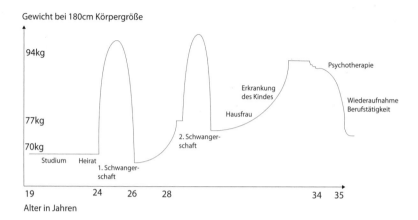

Abb. 7: Gewichtskurve

Ein nächster Schritt betrifft das Essverhalten. Hier ist es oft sinnvoll, dass die Betroffenen für einen gewissen Zeitraum ein Essprotokoll führen, das sie dann zusammen mit dem Therapeuten besprechen kann (▶ Tab. 5).

Diese Essprotokolle dienen der eigenen Verhaltensanalyse zu Beginn einer Behandlung, und im weiteren Verlauf können sie je nach Bedarf eingesetzt werden. Die Betroffenen lernen selbst, diese Protokolle auszuwerten und Zusammenhänge zwischen äußeren Situationen und dem eigenen Essverhalten zu registrieren. In der Folge können sie langsam Veränderungen ausprobieren und deren Wirkungen beobachten. Ich habe häufig erlebt, dass Betroffene auch lange Zeit nach Abschluss einer Essstörungsbehandlung wieder für kurze Zeit zu Essprotokollen zurückgekehrt sind, wenn sie das Gefühl hatten, ihr Essverhalten drohe ihnen wieder aus der Hand zu gleiten.

Auf Symptomebene hat sich die Arbeit mit dem Anti-Diät-Modell bewährt. Dieses kann in Einzel- oder Gruppentherapie vermittelt

129

werden, z. B. in Form eines Anti-Diät-Kurses. Auch einige Volkshochschulen bieten derartige Kurse an, gelegentlich auch Krankenkassen. Ziel des Anti-Diät-Modells soll sein, mögliche Ursachen und
Folgen des eigenen problematischen Essverhaltens zu erkennen.
Auch sollen die Betroffenen lernen, kritische Situationen, Gedanken
und Gefühle besser wahrzunehmen, um neue Verhaltensweisen für
den Umgang mit Essen einzuüben.

Die Beschäftigung mit der Symptomebene ist natürlich nur ein
kleiner Teil der ambulanten Psychotherapie (Herpertz et al., 2011).
Ein weiterer ist das »gemeinsame Finden der persönlichen Geschichte«, d. h., das Verstehen der Problematik, die zur Essstörung geführt
hat. Es gibt in der Regel viele Probleme im persönlichen Beziehungs-
umfeld, sozial, schulisch, beruflich, mit Bezugspersonen etc., die
entsprechend in der Therapie bearbeitet werden können. Häufig sind
weitere Probleme die Unfähigkeit, sich zu entspannen, Körperschemastörungen, Selbstunsicherheit, soziale Ängste. All diese Bereiche sollen je nach Ausprägungsgrad in der Therapie Platz haben, so
auch Entspannungstraining, Körperwahrnehmungstraining, Achtsamkeitstraining und Selbstsicherheittraining (Linardon et al., 2017).
Nützlich ist in regelmäßigen Abständen Körpervideoarbeit, wobei die
Betroffenen Veränderungen bei sich wahrnehmen können und lernen,
ihren Körper allmählich besser zu akzeptieren. Auch mag es in
bestimmten Therapiephasen sinnvoll sein, den Partner oder die Familie
in Form von gemeinsamen Gesprächen mit einzubeziehen.

Vorteil der ambulanten Therapie ist, dass die Betroffenen in ihrem
persönlichen Umfeld bleiben und Veränderungsarbeit realitätsnah
ausprobieren können. Ein Nachteil ist, dass ein bis zwei Therapiestunden wöchentlich für eine erfolgreiche Behandlung oft (zu) wenig
sind. Zudem befindet sich nicht immer ein entsprechend speziali-
sierter Therapeut in Wohnortnähe, der dann auch noch einen
Therapieplatz frei hat.

Ambulante und stationäre Behandlungskonzepte ähneln sich
inhaltlich, wobei die stationären komprimierter sind (Herpertz-
Dahlmann et. al, 2014). Der Abstand vom häuslichen Milieu hat

ebenfalls Vor- und Nachteile, und in schweren Fällen wird eine Kombination ambulanter und stationärer Therapie notwendig sein.

Besonders wichtig für eine ambulante Therapie sind klare Gewichtsvereinbarungen, die auch eingehalten werden. So sollte ein unterstes Gewicht vereinbart werden, das während der Therapie gehalten wird, außerdem sollten entsprechende Zu- oder Abnahmevereinbarungen mit jeweils längeren Haltephasen getroffen werden, sodass die Angst vor Kontrollverlust gemindert wird. Ein guter Therapieverlauf wird sich immer auch auf der Gewichtsebene bzw. auf der Symptomebene spiegeln.

Zentral für den Behandlungserfolg ist das Vertrauen zwischen Patient und Therapeut: Bei einer guten Beziehung, die von Vertrauen und gegenseitigem Wohlwollen und Wertschätzung geprägt ist, wird es möglich, sich Hand in Hand auf den Weg zu machen und allmählich gemeinsam Schritte aus der Krankheit zu finden. Gehen muss der Betroffene selbst, aber, wie bereits in den vorhergehenden Kapiteln beschrieben, der Weg ist mit einem erfahrenen Begleiter oft einfacher (Zaitsoff et al., 2015).

4.2 Stationäre Therapiemöglichkeiten

4.2.1 Allgemeine Richtlinien

Obgleich sich Essstörungsbetroffene in ihrem äußeren Erscheinungsbild und in ihrer spezifischen psychischen Problematik extrem unterscheiden können, verbindet sie unserer Ansicht nach mehr Gemeinsames als Trennendes. Wir gehen davon aus, dass es sich bei den einzelnen Essstörungen nicht um eine klar abgegrenzte, homogene Krankheitsgruppe handelt, sondern dass eine Vielzahl unterschiedlicher Ursachen, Bedingungen, Auslösefaktoren und aufrechterhaltender Faktoren zusammenkommen müssen, um die Entstehung und das Fortbestehen der Krankheit zu bewirken. Es erscheint daher einsichtig, dass Essstörungsbetroffene, egal ob es sich um Magersüchtige, Bulimiker oder Fettsüchtige handelt, gemeinsam behandelt werden können. Selbstverständlich sollten aber je nach Symptomatik spezifische Therapieelemente sich schwerpunktmäßig auf das eine oder andere Krankheitsbild beziehen (Schlegl et al., 2014; 2016). Eine (reine) Reduktion der Symptomatik, sei es nun die Verhinderung einer weiteren Gewichtsabnahme bei Magersucht, eine Reduzierung der Heißhungeranfälle bei Bulimie oder die Einschränkung von Kalorien bei der Fettsucht, kann nicht vorrangiges Therapieziel sein. Therapien, die in erster Linie auf Symptomabstinenz ausgerichtet sind, werden in aller Regel nicht den gewünschten Erfolg bringen. Essstörungsbetroffene sind in sozialen Interaktionen oft überangepasst, sie verhalten sich passiv und bemüht, die Erwartungen anderer zu erfüllen – ausgenommen davon ist die Essstörungssymptomatik, die häufig die einzige »unglaubliche Unvernünftigkeit und Frechheit« der Betroffenen darstellt. Das noch jugendliche Alter, die passive Grundhaltung und der Wunsch, die Symptomatik auf schnellstem Weg zu beseitigen, könnten den Therapeuten dazu verleiten, übermäßige Kontrolle auszuüben. Vorrangig muss aber gerade hier sein, die Eigenverantwortlichkeit der Betroffenen zu fördern und äußere Kontrolle auf ein nötiges Maß zu reduzieren.

Dennoch sollten wir beispielsweise bei einer jungen Frau mit lebensbedrohlichem Gewicht, die sich weiterhin weigert, Nahrung auf dem natürlichen Weg zu sich zu nehmen, nicht einfach an ihre Selbstverantwortlichkeit appellieren und letztlich ihren Tod billigend in Kauf nehmen. Therapie hat mit deutlichen Grenzen zu tun, und in bedrohlichen Zuständen besteht ärztlicher Handlungsbedarf, unter Umständen auch gegen den Willen der Betroffenen. Hier heißt es aber, sensibel zu bleiben und nicht zu vergessen, dass meist doch eine gewisse Einsicht für die aktuelle Sackgasse besteht. Für Ärzte und Psychologen ist wichtig, die gesunden Anteile beim Betroffenen anzusprechen, die ihm möglicherweise doch noch helfen, aktiv mit therapeutischer Hilfe aus dem Irrweg herauszukommen. Hier wird wieder deutlich, dass eine nur auf das Symptom ausgerichtete Therapie von den Betroffenen als Bedrohung aufgefasst werden muss.

Sie kann keine Vertrauensgrundlage für eine echte Verhaltensänderung bieten.

Ein sinnvoller Therapieansatz wird in der Regel individuell gestaltet und kombiniert unterschiedliche Behandlungselemente miteinander (Herpertz et al., 2011; Naab et al., 2013). Nachdem im Vorfeld eine konsequente medizinische Diagnostik mit entsprechender Aufklärung über die erhobenen Befunde, Risikofaktoren etc. stattgefunden hat, steht der Mangel im Vordergrund, Gefühle wahrnehmen und ausdrücken zu können. Essen bzw. Nichtessen sollte nicht weiter die Funktion haben, Spannungszustände zu verringern (Herpertz et al., 2011; Mikschl et al., 2016). In der Therapie zu bedenken sind auch das meist sehr geringe Selbstwertgefühl und die Neigung zu selbsterniedrigenden Gedanken.

Lange Zeit ist man davon ausgegangen, dass Ernährungsberatung und Beobachtung des Essverhaltens eine Fixierung auf die Problematik darstellen und in der Therapie deshalb ausgeklammert werden sollten. Dies auch, weil man der irrigen Meinung war, Essgestörte würden, da sie sich sowieso ständig mit diesem Bereich befassen, Experten in Bezug auf Ernährung und Essen sein. Nachdem man inzwischen erkannt hat, dass ein Großteil der Betroffenen im Wesentlichen zwischen erlaubten, d. h. kalorienarmen Nahrungsmitteln, und unerlaubten, die nicht selten kalorienreich, dafür aber nährstoffhaltig und für die körperliche Gesundheit wichtig sind, unterscheidet, ist dieser Bereich in der Therapie ein wichtiger Aspekt. Im Rahmen des Anti-Diät-Modells, auf das später näher eingegangen wird, kann den Betroffenen vermittelt werden, dass Diäten und Fastenkuren zur Krankheitsentstehung mit beigetragen haben, dass die Befolgung einseitiger Diätregeln schädlich ist und – wie viele Betroffene berichten – die Diäten erst zum Einstieg in die entsprechende Krankheit geführt haben. Konkret müssen die Betroffenen also lernen, dass nicht das Essen bei Hunger, sondern das Essen zur Befriedigung anderer Bedürfnisse dick macht.

Ausmaß und Intensität einer Behandlung sollten in einem sinnvollen Verhältnis zur Situation der Betroffenen stehen (Fumi et al., 2018). Im

Vorfeld muss abgeklärt werden, welche Therapiemaßnahmen ausreichend und erfolgversprechend sind (Diedrich et al., 2018; Herpertz et al., 2011). Dies hört sich für manche Betroffene und Angehörige frustrierend an, weil sie in ihrem Umfeld schon alles versucht haben, um entsprechende »Expertenangebote« zu finden. Gerade deshalb werden Voraussetzungen für sinnvolle therapeutische Hilfen überdacht werden müssen. Bei Aufnahme in eine spezialisierte Klinik besteht das Krankheitsverhalten in der Regel schon sechs bis acht Jahre vorher (außer bei sehr jungen Patienten), und damit ist schnelle und unkomplizierte Hilfe häufig nicht möglich. Dann muss nach dem Einstieg in eine konsequente Lebensänderung und dem Ausstieg aus der Krankheit gesucht werden.

4.2.2 Voraussetzungen für eine stationäre Therapie

Welche Faktoren sprechen für eine stationäre Behandlung? Häufig haben sich Betroffene bereits ambulanten Therapien unterzogen, die aber keinen ausreichenden Erfolg zeigten. Es kann natürlich auch sein, dass es aufgrund der doch sehr unterschiedlichen ambulanten psychotherapeutischen Versorgung überhaupt nicht möglich war, im näheren Umfeld der Betroffenen einen ambulanten Therapieplatz zu finden. Wichtig ist auch die Schwere des Krankheitsbildes, die aufgrund der körperlichen und/oder psychischen Symptomatik aus ärztlicher oder psychologischer Sicht keine ambulante Behandlung mehr als ausreichend erscheinen lässt. Ein weiteres Merkmal könnte sein, dass zusätzliche Symptome wie Abhängigkeit von Alkohol oder anderen Substanzen, Gemütserkrankungen, Selbstverletzungstendenzen etc. vorliegen, die eine intensive stationäre Behandlung auf jeden Fall angezeigt erscheinen lassen.

Insgesamt ist festzustellen, dass auch nach den aktuell gültigen medizinischen Leitlinien eine stationäre Behandlung dann zu erwägen ist, wenn unzureichende Veränderungen in ambulanter Behandlung das Behandlungssetup beeinträchtigen oder wenn es bereits zu einem Scheitern einer ambulanten oder tagesklinischen Behandlung gekommen ist (Herpertz et al., 2011). Auch das Fehlen ausreichender Behandlungsmöglichkeiten wie z. B. hochfrequente Gruppenpsychotherapie kann ein Ausschlusskriterium ambulanter Therapie sein. Die ausgeprägten psychischen und körperlichen Komorbiditäten, die eine engmaschige ärztliche und psychiatrische Kontrolle notwendig machen, bedingen nicht selten eine stationäre Behandlung. Ebenso der Schweregrad der Krankheit, wobei hier immer noch Diskussionsbedarf besteht, da sich der Körper selbst bei extremem Untergewicht oder extremen körperlichen Befunden durch die Gewöhnung an die Erkrankung teilweise erstaunlich angepasst hat. Weitere eindeutige Gründe für eine stationäre Behandlungsbedürftigkeit bestehen bei Suizidalität oder Nichtvorhandensein entsprechender ambulanter Therapiemöglichkeiten vor Ort (Schlegl et al., 2016; Voderholzer et al., 2015).

Während sich die Bulimia nervosa in der Regel auch gut ambulant behandeln lässt, stellt die besondere Gefährdung durch Untergewicht oder durch bulimische Anorexien mit Elektrolytstörungen nicht selten die Grenzen ambulanter Behandlungsmöglichkeiten dar (Voderholzer, Fichter, 2014; De Zwaan, Herpertz-Dahlmann, 2016).

Bei Kindern und Jugendlichen ist es besonders wichtig, dass in den stationären Einrichtungen ein entsprechendes Know-how und eine Atmosphäre, in der störungsspezifisch verständnisvoll reagiert werden kann, vorhanden sind. Nur in Ausnahmefällen und bei besonderer Gefährdung sollte eine Behandlung gegen den Willen der Patienten erfolgen. Insofern ist es immer wieder wichtig, zunächst eine Behandlungsgrundlage mit dem Aufbau einer vertrauensvollen Beziehung zu schaffen.

4.2.3 Phasen im therapeutischen Prozess

In Vorträgen oder schriftlichen Abhandlungen, wie hier in diesem Buch, ist es einfach, das Therapiegeschehen logisch, sinnvoll und überschaubar darzustellen. Phasen und Stufenpläne der Therapie mit in etwa festgelegter zeitlicher Abfolge bringen zum einen eine festgelegte Ordnung, wirken andererseits jedoch zu schematisiert und klammern individuelle Schwerpunkte der Problematik aus. Tatsächlich wird sich ein intensiver stationärer therapeutischer Prozess immer auf die Besonderheiten der Person und auf die aktuelle Problematik beziehen müssen.

Um das therapeutische Vorgehen für die Betroffenen mit seinen wesentlichen Elementen darzustellen und durchsichtig erscheinen zu lassen, werden wir nun versuchen, den therapeutischen Prozess in verschiedene Phasen zu gliedern.

Die *Phase I* dient der Entwicklung einer therapeutischen Beziehung, die durch Klarheit, Verständnis und Vertrauen gekennzeichnet sein sollte. Nur wenn es gelingt, eine Atmosphäre zu schaffen, in der aktive Veränderung für die Betroffenen möglich ist, in der sie sich in ihren seelischen wie körperlichen Problemen ernst genommen fühlen, nur dann kann es gelingen, aktiv einen Veränderungswillen zu entwickeln und eine tatsächliche Veränderung zu erreichen. Dies ist der Einstieg in die Therapie und spielt für den weiteren Behandlungsverlauf eine zentrale Rolle. Es muss also eine Basis geschaffen werden, in der die Betroffenen Vertrauen fassen und in der sie sich wirklich öffnen können. Dazu dient zum einen die Informationsvermittlung über die Erkrankung, ihre psychischen und körperlichen Folgen und die genaue Darlegung der Behandlungsmöglichkeiten. Dies kann im therapeutischen Gespräch stattfinden oder in Gruppendiskussionen mit Betroffenen, die, wenn sie merken, dass sie mit Gleichgesinnten zusammen sind, sehr klar und deutlich formulieren können, was sie sich von einer Einrichtung erwarten und welche Erfahrungen sie bisher gemacht haben. Aber auch Gesundheitsvorträge, Bücher und Videofilme sind geeignet, in denen sich Betroffene informieren und Vertrauen fassen können, sehen, dass es Experten gibt, die über ihre Krankheit Bescheid wissen. Die medizinisch-internistisch-neurologisch-psychiatrische Untersuchung sollte in einem Rahmen erfolgen, in dem der Patient spürt, dass es nicht darum geht, ihn mit erhobenem Zeigefinger darauf hinzuweisen, dass er nicht mehr so weitermachen kann, sondern dass ehrlich und gemeinsam eine Bestandsaufnahme der bisherigen körperlichen und psychischen Folgen der Essstörung dokumentiert und diskutiert werden. Früher wurden wohl auch aufgrund der Beziehung der Psychiatrie zur Neurologie häufig Hirnuntersuchungen mit Computertomografie, Elektroenzephalografie, d. h., Messung der Gehirnströme usw. gemacht, und dies scheint vielleicht manchmal heute noch indiziert. Wir meinen aber, dass es viel wichtiger ist, auf ganz konkrete Folgeerscheinungen wie z. B. die Knochenbruchkrankheit einzugehen. Die Knochendichtemessung kann den Betroffenen eine relativ klare Aussage darüber geben, wie weit die körperlichen Folgen bereits fortgeschritten sind. Für manche Betroffene ist es ein deutliches Zeichen, sich intensiv mit ihrer Krankheit auseinanderzusetzen, wenn sie erfahren, dass ihr Knochenalter bereits Jahrzehnte über ihrem tatsächlichen Alter liegt und eine deutliche Gefahr von plötzlichen Knochenbrüchen bei Belastung besteht. Aber auch andere Organfunktionen wie die von Leber, Niere, Herz, Kreislaufsystem, Hormonregulation etc. werden untersucht und objektiv rückgemeldet.

Zum anderen wird in der ersten Phase der Therapie versucht, die Selbstberichtsdaten und Verhaltensbeobachtungen der Betroffenen zu erfassen und sie als Grundlage für die Suche nach Auslösern, aber auch für die Funktion der Erkrankung mit einzubeziehen. Dies geschieht konkret mit der Erstellung von Essprotokollen, anhand derer funktionale Zusammenhänge und schrittweise Veränderungen erarbeitet und beobachtet werden können. Immer wieder ist im Auge zu behalten, dass das gestörte Essverhalten eine Schutzfunktion darstellt und nur in dem Maß abgebaut werden kann, in dem neue Einstellungen und Verhaltensweisen erworben werden. Ein solches Zugeständnismodell wirkt auf die meisten vertrauensfördernd und auch angstmindernd. Es wird von vornherein berücksichtigt, dass eine rein symptomatische Behandlung, d. h., eine von außen gesteuerte Veränderung des Essverhaltens nicht ausreicht, das aber andererseits ohne eine Beobachtung des Essverhaltens keine Änderung des eingefahrenen Fehlverhaltens zu erreichen sein wird. Bildlich gesehen heißt dies, dass das Essverhalten, sei es nun auf der Gewichtsebene oder in der Beobachtung des Essprotokolls, sozusa-

137

gen das Barometer darstellt, woran Betroffene und Therapeuten
erkennen können, ob die gesamtheitliche Änderung in die richtige
Richtung geht. Eine positive Veränderung auf der Gewichtsskala, d. h.
Zunahme bei Magersüchtigen, Reduzierung der gegensteuernden
Maßnahmen bei Bulimikern oder Gewichtsabnahme bei Fettsüchtigen, würde somit ein Hoch des Barometers anzeigen. Wenn man bei
diesem Beispiel bleibt, ist es verständlich, dass in schwierigen
Therapiephasen, wenn die Spannungszustände zunehmen, es durchaus zu Schwankungen und Veränderungen nach oben oder unten
kommen kann, vorausgesetzt, dass die Grundtendenz stimmt.

Im Mittelpunkt der *Phase II* der Therapie stehen die Wahrnehmung
konkreter, im aktuellen Geschehen des Alltags auftretender Faktoren
für den positiven und negativen Umgang mit Essen und Gewicht
sowie das Einüben von Veränderungsstrategien. Dazu bedarf es einer
genauen Analyse der Auslösesituationen sowie der Erarbeitung
therapeutischer Hilfen, die als erlerntes Werkzeug mit nach Hause
genommen werden sollen. Dabei ist die Selbstbeobachtung zentral,
die objektiv und ehrlich mit Protokollen festgehalten werden kann.
Z. B. ist es ein großer Unterschied, ob Art und Menge der Nahrungsaufnahme, das Gewicht selbst, die damit verbundenen Gefühle sowie
die begleitend stattfindenden sportlichen Aktivitäten konsequent in
einem Protokoll festgehalten werden oder ob sie einfach nachträglich
aus dem Gefühl heraus beurteilt werden. Nicht nur selten wird den
Betroffenen hier zum ersten Mal richtig klar, wie sehr sie sich bisher
in die eigene Tasche gelogen haben. Dies ist eine sehr sinnvolle
Ergänzung zur objektiven medizinischen Aufklärung und betrifft vor
allem Patienten, die sich sowohl bei extremem Unter- als auch
Übergewicht ihre Gewichtsentwicklung gar nicht »erklären« können,
da sie so »gute« oder im anderen Fall so »extrem schlechte Futterverwerter« seien. Dabei ist es wichtig, die individuelle Lebensgeschichte, die Beobachtung der Situation aus dem Hier und Jetzt und
die Gefühlsebene mit einzubeziehen. Gerade in dieser Phase der
Therapie spielen die Gefühlsebene, das Nicht-umgehen-können mit
plötzlich auftretenden, immensen Gefühlsschwankungen und das

Zweifeln daran, ob es denn richtig sei, das bisherige Verhalten aufzugeben, eine große Rolle. Um eine gewisse innere Sicherheit zu erlangen, ist es wichtig, immer wieder an der Wahrnehmung innerer und äußerer Reize sowie gut und schlecht empfundener Gefühle zu arbeiten. Auch die positive Einstellung zum eigenen Körper darf nicht außer Acht gelassen werden. Das Erstellen von konkreten Zeit- und Aktivitätsplänen sind weitere Therapieinhalte in dieser Phase. Nicht die selbstkritische Haltung, das perfektionistische Denken, die teils unrealistischen Vorstellungen in Bezug auf Änderung und Erfolg stehen im Vordergrund, sondern es sollte an ganz kleinen Schritten gearbeitet werden, die verständlich und konkret sind, und es ist wichtig, sich gemeinsam klar zu werden, dass ein Rückfall keine Katastrophe ist und alles nochmals von neuem begonnen werden muss.

In *Phase III* der Therapie geht es in erster Linie darum, den erzielten Fortschritt aufrechtzuerhalten. Hier soll die konkrete soziale Situation möglichst eng einbezogen werden und so wirklichkeitsnah wie möglich auf die Entlassung vorbereitet werden. Die anstehende Trennung von der therapeutischen Einrichtung, das Sich-weg-gestoßen- und Allein-gelassen-Fühlen spielen eine bedeutende Rolle. In dieser Phase sollte – soweit möglich – das konkrete Umfeld ehrlich mit einbezogen werden. Dies geschieht in der Regel in Form von Familien- und Partnergesprächen. Es sollten auch Anstöße gegeben werden, sich selbst um Selbsthilfegruppen zu bemühen und zu sehen, dass Hilfe konkret möglich ist. Die letzte Phase dient somit dazu, möglichst wirklichkeitsnah Verhaltensweisen immer wieder auszuprobieren, die im realen Umfeld den Einstieg in die Essstörungsproblematik durch konkrete Verhaltensweisen verhindern. Hier kann es sehr sinnvoll sein, Krisenpläne zu erarbeiten und sich Bezugspersonen auszuwählen, mit denen man konkret Kontakt aufnimmt. Der Rückfall ist kein Desaster und muss kein Wiedereinstieg in die Krankheit sein. In ihm wird vielmehr die Schutzfunktion des Symptoms wieder aufgenommen. Da inzwischen durch die Therapie solch ein Rückfall auch unter anderen Aspekten gesehen werden kann, ist er nicht der Einstieg in den alten Teufelskreis.

Wie sieht die Behandlung von Betroffenen mit Essstörungen in einer psychosomatischen Klinik, beschrieben am Beispiel der Schön Klinik Roseneck, aus?

Die stationäre Behandlung erfolgt in Spezialabteilungen, die ca. 20 bis 25 Behandlungsplätze umfassen. Betroffene, die sich in Behandlung begeben, unterscheiden sich in Schweregrad, Dauer der Erkrankung, Motivation zur Behandlung sowie körperlicher und psychischer Verfassung. Die Gemeinsamkeiten bestehen häufig aus der Alterszugehörigkeit, in der Regel zwischen etwa 17 und 35 Jahren, wobei vor allem die Grenzen nach oben unterschiedlich sein können. Überwiegend sind es Frauen mit einem geringen Selbstwertgefühl, Angst vor Ablehnung und Zurückweisung, Störungen der eigenen Körperwahrnehmung, der Wahrnehmung von Hunger- und Sättigungsgefühl, aber auch anderer Wahrnehmungen wie Schmerz, Wärme und Kälte. Verbunden damit ist oft das Gefühl, beobachtet zu werden, unwert zu sein. Die Sehnsucht nach Nähe und die gleichzeitige Angst davor beherrschen viele Betroffene. Die Kranken wehren sich gegen Grenzen, Einengungen und Druck, neigen gleichzeitig zu Anpassung und vermeintlicher Harmonie. Angst vor Gewichtszunahme lässt sie zwischen Nahrungsverweigerung, extremen Diäten, Fressanfällen, Erbrechen, Missbrauch von Abführmitteln, Appetitzüglern und Entwässerungsmitteln schwanken. Die Gedanken kreisen immer wieder um Nahrungsaufnahme und Gewicht, hier findet ihr Kampf um Autonomie statt. Dabei geraten sie mit sich selbst und ihrer Umwelt immer mehr in Konflikt und fühlen sich noch unsicherer.

In dieser Zeit der Verunsicherung, der Hilflosigkeit, des hohen Leidensdrucks bei Betroffenen und Angehörigen, wegen fehlender oder nach Ausschöpfung ambulanter Therapiemöglichkeiten, setzt häufig die Suche nach einer stationären Therapie ein.

Die Betroffenen erkundigen sich im Vorfeld bei Selbsthilfeeinrichtungen, ihrem behandelnden Arzt oder Psychotherapeuten etc. und nehmen schriftlich, telefonisch oder auch persönlich Kontakt zur Behandlungseinrichtung auf. In diesen Kontakten spielen die Beratung, die Abklärung, wie ehrlich und ernsthaft jemand motiviert ist, aber auch die bereits erwähnte Differentialdiagnostik, ob es sich nicht doch um eine andere Störung oder körperliche Erkrankung handelt, eine wichtige Rolle. Häufig kommt es leider vor, dass Betroffene sich auf äußeren Druck hin anmelden, weil Familie, behandelnde Ärzte oder der Arbeitgeber Druck ausüben, um möglichst schnell durch eine sogenannte Facheinrichtung eine Veränderung zu erreichen. Der spezifische Leidensdruck der Betroffenen liegt hier meist weniger in der Erkrankung und im Symptom selbst als vielmehr im Spannungsfeld der persönlichen Umgebung, die umgehend eine Änderung erwartet. Hier ist es wichtig, den Betroffenen vorurteilsfrei und ehrlich Informationen über mögliche Therapieziele, über Langzeitfolgen bei Weiterbestehen der konkreten, jetzt bestehenden Situation zu geben und sich nicht in das externe Drucksystem einzuschleusen. Das Einräumen einer Bedenkzeit kann helfen, den Betroffenen die Entscheidungsfähigkeit zurückzugeben.

Viele Betroffene geben den Druck, der ihnen von außen gemacht wird, weiter und stellen unrealistische Bedingungen hinsichtlich des Zeitpunkts und der Dauer der Therapie. Sie drängen auf sofortige Aufnahme, obgleich lange Wartezeiten bestehen, und bestehen auf Heilung in einer kurzen Zeit. In einem ehrlichen Gespräch ist es oft möglich zu klären, dass hinter dieser Anspruchshaltung Zweifel an der eigenen Motivation stehen, aber auch Angst vor Schwierigkeiten, familiär, beruflich oder sozial noch mehr unter Druck gesetzt zu werden. Hier ist es wichtig, allen Beteiligten klar zu machen, dass eine schnelle Heilung in der Regel nicht möglich ist und dass eine falsche Einschätzung der Möglichkeiten schnell zu Überforderung, erneutem Frust und damit auch zu einer Verschlechterung des Krankheitsbildes und weiterer Rückfallgefahr führen können.

Günstig ist es, wenn Betroffene realistische Ansprüche und Erwartungen haben, wenn sie wissen, dass eine schnelle Beseitigung des Symptoms nicht ausreichend und auch kein Zeichen für eine dauerhafte Stabilisierung ist. Solche Betroffene suchen aus eigenem Antrieb nach einer ambulanten Behandlungseinrichtung oder schließen sich einer Selbsthilfegruppe an. Dies hat den großen Vorteil, dass sie bereits aus Eigeninitiative eine Anlaufstelle nach Entlassung gefunden haben. Besonders gefährdet erscheinen die sog. ruhigen, bescheidenen Betroffenen, die geduldig abwarten, sich innerlich bereits als hoffnungslosen Fall abgeschrieben haben und sich in ihrer Einsamkeit und Verzweiflung nicht mehr trauen, Ansprüche nach Hilfe anzumelden. Sie leiden still vor sich hin, nach außen hin funktionieren sie jedoch relativ gut. Dabei sind sie bereits depressiv, wenn nicht sogar suizidgefährdet. Dafür ein Gespür zu entwickeln und auch entsprechend darauf zu reagieren, das ist einer der wichtigsten Momente sowohl der ambulanten Therapeuten wie auch der stationären Behandlungseinrichtung, die Kontakt mit dem Betroffenen hat. Konkret heißt dies, dass eine Atmosphäre geschaffen werden muss, in der die Betroffenen sich nicht wieder einem System, das sie zu etwas zwingen will, ausgeliefert fühlen, sondern dass Eigeninitiative gefragt ist. Mehr oder weniger gut gemeinte Ratschläge und Forderungen sind keine Basis, um Veränderungen zu erzielen. Informationsvermittlung, offene und klare Kommunikation, Verzicht auf Besserwisserei und die Fähigkeit, Ängste, Hoffnungen, Wünsche und Bedürfnisse auch aus der Sicht der Betroffenen zu betrachten, sind dafür maßgebliche Voraussetzungen. Die therapeutische Beziehung wird stark belastet, wenn Entscheidungen über den Kopf des Betroffenen hinweg gefällt werden, wenn Experten zusammen mit Familienangehörigen über Zukunft und Wohl der Betroffenen beraten. Entscheidend ist also, den Patienten zum eigenen Mitwirken in der Therapie zu bringen und nicht die Situation entstehen zu lassen, dass er sich zur Reparatur oder Wiederherstellung in die Therapie geschickt fühlt. Deshalb ist es auch von großer Bedeutung, dass Betroffene von sich aus Kontakt zu stationären Einrichtungen aufnehmen, um ihre Wünsche, Erwartungen und Hoffnungen offen zu besprechen.

4.2.4   Allgemeine Therapierichtlinien

Die allgemeinen Therapierichtlinien können also folgendermaßen zusammengefasst werden (Voderholzer, Fichter, 2014; De Zwaan, Herpertz-Dahlmann, 2016):

a)   Es geht um Offenheit und Vertrauen.

Eine Therapie ist nur dann möglich, wenn eine Situation geschaffen wird, in der Betroffene Angst machende, schwierige und heikle Themen offen darlegen können, ohne sich bedroht zu fühlen.

b)   Das Gefühl, für die Veränderung selbst verantwortlich zu sein.

So lange eine therapeutische Einrichtung als Kontrolleur, Polizist oder Verbündeter des sozialen Systems des Betroffenen aufgefasst wird, ist keine erfolgversprechende therapeutische Beziehung gegeben. Auch wenn Therapeuten einmal hinters Licht geführt werden, sollten sie nicht mit übermäßigen Kontrollmaßnahmen und Triumpf reagieren. Sinnvoller ist es, Betroffene auf den Vertrauensbruch anzusprechen und zu vermitteln, dass es deren eigener Weg ist, sich Schaden zuzufügen, und auf langfristige Konsequenzen zu verweisen. Lange dauert es, bis essgestörte Patienten sich darüber klar sind, dass sie Entscheidungen für sich selbst treffen, selbst Verantwortung tragen und nicht Opfer eines Systems sind, in dem sie tricksen, sich selbst betrügen müssen und nach außen funktionieren sollen.

c)   Konkrete Veränderungen finden im Hier und Jetzt statt.

In der Therapie sollte so klar wie möglich von konkreten Veränderungsmöglichkeiten ausgegangen und Hilfe angeboten werden. Im Hier und Jetzt spielen selbstverständlich die Erfahrungen aus früheren Situationen, aus der Lebensgeschichte, aus dem früheren und jetzigen sozialen Umfeld eine Rolle und dürfen nicht nach dem Motto ausgeklammert werden:»Dies hat jetzt keine Bedeutung mehr für Sie«.

Oft wird bei der therapeutischen Einrichtung Überanpassung als Therapieerfolg fehlinterpretiert, während auf der anderen Seite immer mehr Druck entsteht. Umso mehr ist darauf zu achten, dass der Betroffene das Gefühl hat, dass er selbst etwas verändern kann, sowohl zum Negativen wie zum Positiven, und dass er sich nicht in einem therapeutischen Prozess »richtig« verhalten muss. Und wie sieht dies nun ganz konkret aus?

Zur Gruppentherapie: Ein einzelner Essgestörter kann zum Schrecken einer ganzen Behandlungseinrichtung und vor allem einer therapeutischen Station werden, wenn diese sich nicht auf Essstörungen spezialisiert hat. Deshalb hat sich in der *Gruppenpsychotherapie* die Teilnahme von Betroffenen mit gleichem Störungsbild, speziell bei Essstörungen, sehr bewährt. Essgestörte sind für sich selbst häufig sehr gute Experten, sowohl was das Essverhalten betrifft, als auch in Bezug auf Anpassung nach außen und dem inneren Gefühl der Rebellion dabei. Deshalb kann in Gruppentherapien das Expertentum der Betroffenen in die Therapie sehr sinnvoll eingebracht werden. Betroffene, die bereits weiter sind, können als Modell für neu Hinzugekommene dienen und ihnen Leitlinien und konkrete Lösungsstrategien aufzeigen. Die Schilderung eigener Problembereiche, eigener Problemlösestrategien, aber auch die persönlichen Schwierigkeiten und Unzulänglichkeiten auf dem Wege aus der Erkrankung sind für andere Gruppenteilnehmer oft viel hilfreicher und einsichtsförderner als lehrreiche, mahnende und oft auch recht theoretisierende Worte aus dem Munde eines Therapeuten. Es ist zwar sehr wichtig, über die Erkrankung zu informieren, Problemlösestrategien zu erarbeiten etc., aber im intensiven Austausch Betroffener untereinander kann Vertrauen wachsen. Hier können auch Rückschläge als Chance und nicht als unumkehrbarer Rückfall in die Krankheit gesehen werden. In Gruppentherapien erscheint es deshalb wichtig, flexibel auf die Bedürfnisse der Gruppenteilnehmer einzugehen und die Themen zu behandeln, die sich im Moment anbieten. Eine Atmosphäre, in der alle Themen, seien es nun äußerliche Erscheinung, Kleidung, tiefe Verunsicherung, sexueller Missbrauch oder anderes offen angesprochen werden dürfen, ist eine ideale Voraussetzung für einen guten gruppenpsychotherapeutischen Prozess. Nicht selten sitzen Betroffene in Gruppenpsychotherapien und wagen über lange Zeit nicht, sich zu äußern, aus Angst, ihr Thema könnte belanglos sein und nicht von genügend entsprechender Wichtigkeit, dass sie es ansprechen dürften.

Vorstrukturierte Gruppen eignen sich zur Informationsvermittlung, zur Durchführung von grundlegenden Übungen, die für alle Teilnehmenden von Wichtigkeit sind. Solche Therapien werden besonders gern angenommen, da sie auch die Möglichkeit zu einer gewissen passiven Beobachtung bieten. Dazu gehören vor allem Gruppentherapien wie Essstörungsbewältigungsgruppe, Training sozialer Kompetenzen, sowie themenzentrierte Gruppen, Erlernen eines Entspannungsverfahrens, u. a.

4.2.5 Therapieziele

Welches sind die Therapieziele einer stationären oder ambulanten Psychotherapie bei Essstörungen? Wenn wir davon ausgehen, dass gerade essgestörte Patienten eine hohe Anpassungsbereitschaft im Kontakt mit anderen Menschen und im Vertuschen ihrer Störung zeigen, ist es besonders wichtig, ihre unrealistischen Therapieziele nicht aufzunehmen. Ansonsten wäre der Misserfolg vorprogrammiert. Stattdessen geht es darum, realistische Ziele zu definieren. Die Therapie der kleinen Schritte ist gefragt: Therapieschritte sollten konkret, positiv und klar formuliert werden. Entsprechend der Vielseitigkeit der Krankheitsbilder, sowohl auf körperlicher als auch vor allem auf psychischer Ebene, sind dabei folgende Bereiche intensiv in die Therapie einzubeziehen (Herpertz et al., 2011):

◆ Gearbeitet werden muss am Ausdruck von Gefühlen, da sich die Betroffenen häufig ihrer eigenen Gefühle überhaupt nicht sicher sind, diesen auch nicht trauen oder sie selber gar nicht wahrnehmen.

145

+ Das Selbstwertgefühl auf körperlicher, psychischer und sozialer Ebene sollte in konkreten Übungen sowie in seinen Entstehungs- mechanismen angeschaut und bearbeitet werden.

+ Entscheidend ist es auch, die Wahrnehmungsfähigkeit von Sätti- gung, Hunger, Körpergefühl, Körperdimensionen und anderen Gefühle zu verbessern.

+ Die ausgeprägt depressiven, selbstzerstörerischen und erniedri- genden Werthaltungen und Überzeugungen müssen kritisch überprüft und in einem von Vertrauen geprägten therapeutischen Kontext neu interpretiert werden. Körperliche und seelische Gelassenheit sind bei Betroffenen, die sich in der Regel in extremen Anspannungssituationen befinden, Fremdbegriffe und sollten langsam wieder Bedeutung erhalten.

+ Die Übernahme eigener Verantwortung in Bezug z. B. auf Part- nerschaft, Rolle in der Familie, berufliche Orientierung sowie in alltagsrelevanten Feldern wie Wohnungssuche, Berufsfindung, etc. sind Themenbereiche, die ganz konkret und immer auch vor dem Hintergrund der jeweiligen Lebensgeschichte und -situation an- geschaut werden können.

+ Fast immer ist den Betroffenen eine unrealistische und übermäßige Leistungsorientierung eigen. Wird dies ehrlich angesprochen, kann es entlastend wirken. Übermäßige Leistungsorientierungen in konkreten Übungen abzubauen, ist ebenfalls ein wichtiger Thera- piebaustein. (Die häufig starke Leistungsorientierung führt bei den Betroffenen tendenziell dazu, auch in der Therapie besonders gut funktionieren zu wollen. Dabei vergessen sie ganz, dass eine sinnvolle Freizeitgestaltung sehr zur Eigenentwicklung, zum Selbst- wertgefühl und zur Relativierung von Problemen beitragen kann.)

Therapeuten und therapeutische Einrichtungen sind in aller Regel nicht in der Lage, Essgestörte vollständig von ihrer Erkrankung zu heilen. Sie können sich jedoch als beratende Weggefährten ihrer Patienten verstehen, teilweise vielleicht auch als Führer in einem Prozess, in dem die Betroffenen es lernen sollen, wieder stärker Eigenverantwortung für ihr Leben und ihre Gesundheit zu übernehmen. Die Therapie dient dazu, Perspektiven aufzuzeigen, auf Gefahren offen und ehrlich aufmerksam zu machen und damit zu eigenem, aktivem Handeln zu ermutigen.

»Normal« zu essen ist dabei kein ausreichend konkretes Therapieziel! Die Zusammenhänge aufzuzeigen und klarzumachen, die zwischen spannungserzeugenden Ereignissen und dem gestörten Essverhalten bestehen, ist ein Prozess, der sich auch in der Therapie immer wieder abspielen wird. Wenn sich in der Therapie Klarheit darüber einstellt, welche äußeren Ereignisse das gestörte Essverhalten bedingen und hervorbringen, ist es für Patient und Therapeut leichter, gemeinsam Verhaltensstrategien zu erarbeiten, mit deren Hilfe das gestörte Essverhalten gekontert werden kann.

Betroffenen und Therapeuten ist klar, dass eine Therapie in der Regel nicht problemlos abläuft, und nicht wenige Betroffene haben schon gescheiterte Versuche hinter sich.

4.2.6 Typische Probleme in der Therapie

Worin bestehen die typischen Probleme im Verlauf einer Therapie? Besonders bei Magersüchtigen besteht die Gefahr, dass sich Therapeuten – und zuweilen auch ein gesamtes therapeutisches System – in einen Machtkampf mit den Betroffenen verstricken (Voderholzer, Fichter, 2014; De Zwaan, Herpertz-Dahlmann, 2016). Dies hat zur Folge, dass vor allem Magersüchtige gefährdet sind, durch rigorose Maßnahmen zu einer Verhaltensänderung gezwungen zu werden. Nicht selten geben die Betroffenen in einer solchen Situation diesen Maßnahmen nach, essen sich in kurzer Zeit aus einer Klinik heraus, um dem Druck zu entfliehen. Nur wenig später fallen sie dann jedoch innerhalb kurzer Zeit wieder in ihr altes, gestörtes Verhalten zurück. Eine Verstrickung in einen Machtkampf blockiert die Therapie in schwerwiegender Weise.

In der Supervision des behandelnden Personals geht es immer wieder um den Vorwurf, Betroffene schafften es zu »spalten«, indem sie unterschiedliche Koalitionen eingehen. Sie brächten Unruhe in ein therapeutisches Team, das darauf mit Heimlichkeit, versteckter Aggression und wiederum wechselnden Koalitionen reagieren würde. Da, wie wir glauben, ein Betroffener von sich aus nicht die Möglichkeit zur Spaltung hat, wenn er nicht bereits auf ein gespaltenes Team trifft, das unbewusst nach außen hin noch harmonisiert und funktioniert, ist es hier besonders wichtig, diesen Prozess offen anzusprechen. Wenn eine Machtkampfverstrickung nicht aufgelöst werden kann, ist eine sinnvolle Therapie nicht möglich. Dennoch ist grundsätzlich zu sagen, dass Krisen in der Therapie mit Essgestörten immer auch die Chance bedeuten, eine ehrliche Zwischenbestandsaufnahme zu machen, die Motivation zu überprüfen und nachzusehen, ob die äußeren und inneren Verhältnisse so sind, dass die Betroffenen von sich aus in der Lage sind, ehrlich über die Krise zu sprechen und wieder Eigenverantwortung bei ihrem Weg aus der Störung zu übernehmen.

Da sich Essgestörte leicht unter Druck gesetzt fühlen und völlig unrealistische Ansprüche haben, wie schnell und in welcher Form Fortschritte und Veränderungen zu erreichen sind, ist es verständlich, dass immer wieder die Probleme Heimlichkeit und »Lügen« auftauchen. So kann z. B. ein falsches Körpergewicht vorgetäuscht werden, sei es nun, dass Magersüchtige vor dem Wiegen große Mengen trinken oder sei es, dass Essgestörte mit Adipositas oder Bulimie versuchen, auf der Waage zu mogeln. In unserer Klinik haben die Betroffenen selbst vor einer Waage ein Blatt mit dem Satz aufgehängt: »Weine nicht auf der Waage, wenn du dich beim Essen betrügst.« Wenn es um sogenannte Vertrauensbrüche geht, ist es Zeit, darüber nachzudenken, wie sie entstanden sind. Über diese Beziehungsfrage wird oft echtes Vertrauen überhaupt erst möglich. Da die Essstörung im seltensten Falle aus dem Symptom allein besteht, sondern häufig noch andere Problembereiche vorhanden sind, können auch diese in der Therapie für den Verlauf erschwerend dazu kommen, wie z. B. Selbstverletzungen, Suiziddrohungen, Diebstähle, die teils als Folge tiefer innerer Spannungen auftreten. Wenn diese Problembereiche wiederholt auftreten, ist es wichtig, dass sich sowohl die Betroffenen als auch das therapeutische Team über die Konsequenzen im Klaren sind. Es geht darum, eindeutige Grenzen klarzumachen, an die sich gehalten werden kann. Konsequent sein heißt in erster Linie, die Konsequenz nicht als Drohung zu vermitteln, sondern offenzulegen, wie auf Grenzüberschreitungen reagiert wird (Voderholzer, Fichter, 2014; De Zwaan, Herpertz-Dahlmann, 2016). Eine kleine, für beide Teile akzeptierte Konsequenz, die tatsächlich eintritt, ist um vieles effektvoller als eine »umfassende Konsequenz«, die dann in langen Diskussionen wieder abgemildert wird. In sogenannten Behandlungsverträgen, die gemeinsam erarbeitet werden, wird bereits auf solche Schwierigkeiten wie Grenzüberschreibungen, Nichteinhalten des Gewichtsvertrages etc. mit den entsprechenden Konsequenzen klar eingegangen.

Ein Therapieabbruch von Seiten der therapeutischen Einrichtung sollte dabei tatsächlich nur der letzte Schritt sein, und in der Regel sollte man den Betroffenen anbieten, sich bei geänderter Motivation zu melden, damit ein längeres Gespräch über eine eventuelle Wiederaufnahme der Therapie stattfinden kann. Betroffene, die befürchten, dass ihr Verhalten jederzeit zu einem Therapieabbruch führen kann, sind nur schwerlich in der Lage, ein Vertrauensverhältnis aufzubauen und scheuen sich, in Krisen ehrlich zu sein.

Dennoch kann es vorkommen, dass es in der Therapie über längere Zeit zu einem Stagnieren, zu einer Verschlechterung und zu einer Machtkampfverstrickung kommt. An diesem Punkt ist eine ehrliche Bestandsaufnahme nötig. Es können Bezugspersonen aus der Familie eingeschaltet werden, wobei die Gespräche auch hier immer im Beisein der Betroffenen stattfinden. Vielleicht kann der Betroffene im Moment keine Fortschritte machen, hat zu viel Angst und noch nicht die nötigen Ressourcen. Wenn die Krise in der therapeutischen Beziehung stattfindet, offen thematisiert und mit ihr konsequent und zugleich wohlwollend umgegangen wird, kann sie tatsächlich eine Chance sein. Dies bedeutet nicht, dass Ärzte und Psychologen für Grenzüberschreitungen wie Diebstahl oder selbstverletzende Handlungen immer wieder grenzenloses Verständnis aufbringen sollen.

Therapeutische Schritte sollten dabei für die Betroffenen nachvollziehbar sein. Sie sollten Patienten zum Nachdenken anregen, anstatt sie in eine verbissene Verteidigungsposition zu bringen. Mitglieder

149

einer Psychotherapiegruppe können dabei eine wichtige Rolle einnehmen. Sie können durch ihre besondere Wahrnehmung und spezifisch eigene Erfahrung eine Brücke und Stütze für ihre Mitpatienten sein.

4.3 Medikamentöse Therapie

Es gibt keine gesicherten Beweise dafür, dass eine medikamentöse Behandlung einer psychotherapeutischen gleichzusetzen oder überlegen ist (Herpertz et al., 2011). Kurz zusammengefasst kann gesagt werden, dass nur Fluoxetin in Kombination mit Psychotherapie für die Indikation der Bulimie zugelassen ist (Herpertz et al., 2011). Dieses Medikament, das einen serotonergen Wirkstoff (sog. Serotonin-Re-Uptake-Hemmer) enthält, wurde in Dosiswirkungsstudien geprüft und wird in einer relativ hohen Dosis von 60 mg verabreicht – in den USA stellt es bei Bulimie nicht selten das Mittel der Wahl dar. Ein Behandlungsversuch sollte mit einer Mindestdauer von vier Wochen unternommen werden, um ausreichende Wirkspiegel im Blut zu erreichen. Bei der Bulimie gilt es immer wieder zu beachten, dass durch häufiges Erbrechen eben diese Wirkspiegel nicht erreicht werden. Fluoxetin wird in der Regel von Patienten akzeptiert, da es in der Regel keine Gewichtszunahme bewirkt, sondern unter Umständen sogar einer Gewichtsabnahme dient, was zum Missbrauch des Medikaments führen könnte.

Alternativ werden zurzeit auch modernere serotonerge Medikamente bei der Behandlung der Bulimie eingesetzt.

Alles in allem kann der Einsatz antidepressiver Medikamente nach dem heutigen Wissensstand zumindest in Europa jedoch nicht als erste Wahl gesehen werden (Herpertz et al., 2011). Wie immer stellt sich bei Jugendlichen das Problem, dass diese Mittel in der Regel nur Off-Label verschrieben werden können, das heißt, dass bei jugendlichen Patienten keine offizielle Indikation als Einsatzgebiet vorhanden ist.

Besondere Hilflosigkeit besteht häufig bei der Behandlung der Anorexia nervosa, und nicht selten werden hierbei recht potente und auch nebenwirkungsreiche Medikamente eingesetzt. Wenn man die Forschungslage betrachtet, ist die Pharmakotherapie bei Anorexie nicht gut erforscht und es gibt auch keine befriedigenden Ergebnisse. Am meisten wird natürlich auf die Gewichtszunahme Wert gelegt. Deshalb werden gerade bei der Anorexie auch immer wieder Neuroleptika eingesetzt. Besonderes Augenmerk gewinnt dabei ein atypisches Neuroleptikum, nämlich Olanzapin, bei dem es im normalen Einsatzgebiet nicht selten zu einer deutlichen Gewichtszunahme kommt. Die Studienergebnisse bei Anorexia nervosa sind dabei recht unterschiedlich und die entsprechenden Nebenwirkungen müssen sorgfältig beachtet werden. Wie häufig bei Essstörungen dienen die Medikamente eher dazu, die Begleiterkrankungen zu behandeln, jedoch muss das Nebenwirkungsspektrum – wie schon gesagt – dabei genau erwogen werden.

Auch bei Anorexia nervosa wurden umfangreich Antidepressiva eingesetzt. Selbst wenn bisherige klinische Erkenntnisse hier etwas besser als bei den Neuroleptika ausfallen, reichen die bisherigen Erfahrungen nicht aus, um ihren therapeutischen Nutzen genügend bzw. abschließend zu bewerten. Zumindest in der akuten Phase der Erkrankung, und wenn es nicht in Bezug auf depressive Nebenerkrankungen eingesetzt wird, ist die Wirksamkeit von Antidepressiva bei der Anorexia nervosa bisher nicht erwiesen. Dennoch werden sie in der klinischen Praxis häufig verwendet, um Begleitsymptome wie depressive Störungen oder Zwangssymptome zu behandeln. Aber auch hier ist daran zu denken, dass sowohl depressive als auch zwanghafte Symptome nicht selten durch das niedrige Körpergewicht getriggert werden und sich auch *ohne* eine medikamentöse Therapie spürbar mildern lassen. Dies ist besonders auch bei jugendlichen Betroffenen zu bedenken.

Es wird weiter über mögliche Wirksamkeiten von Medikamenten bei Essstörungen geforscht (Voderholzer und Hohagen, 2018). Außer für Fluoxetin bei Bulimia nervosa besteht zurzeit jedoch keine eindeutige Indikation (Herpertz et al., 2011). In Krisensituationen sowie beim Vorhandensein begleitender Erkrankungen kann es dennoch sinnvoll sein, Antidepressiva oder auch Neuroleptika einzusetzen (Greetfeld et al., 2015).

4.4 Spezielle Therapieelemente

Im Folgenden werden kurz einige Therapieelemente skizziert, die sich in der klinisch-stationären Behandlung und zu einem gewissen Teil mit entsprechenden Modifikationen auch im ambulanten Bereich bewährt haben (Herpertz et al., 2011). Wir weisen darauf hin, dass jedoch nicht nach dem Motto »viel hilft viel« verfahren werden sollte und es dann zu einem »bulimischen Therapieanspruch« kommt. Entscheidend ist vielmehr, wie intensiv sich Betroffene auf das eine oder andere Therapieelement einlassen können und in wie weit dieses spezifisch einen ihrer Hauptproblembereiche bearbeiten kann.

4.4.1 Ernährungsberatung

In populären Medien wird häufig behauptet, ein gutes Ernährungswissen, vor allem in Bezug auf »Dickmacher« oder »Fit- und Gesundmacher«, sei eine wichtige Voraussetzung, um mit Essen, Körper und Figur gut zurechtzukommen. Da Essgestörte oft bereits mehrfache Diäten hinter sich und sich mit der entsprechenden Literatur intensiv auseinandergesetzt haben, könnte man sie fälschlicher Weise für Ernährungsexperten halten. Deshalb gab es in der Fachwelt auch längere Zeit Bestrebungen, das Thema Ernährung vor allem bei Magersüchtigen und Bulimikern eher auszuklammern, da man davon ausging, dass diese sich damit sowieso Tag und Nacht befassen. Bei Fettsüchtigen erschien das Thema Ernährung häufig als erhobener Zeigefinger mit wechselseitigen Schuldzuweisungen: »Du isst zu viel« – »ich esse sehr wenig, aber ich bin halt ein extrem guter

Futterverwerter«. Tatsache ist, dass viele Essgestörte *Pseudo*experten in Bezug auf Ernährung sind und sich vor allem damit auskennen, welche Nahrungsmittel hochkalorisch sind und welche nicht. Sie unterscheiden ständig zwischen »erlaubten« und »verbotenen« Nahrungsmitteln, wobei sie die »verbotenen« Nahrungsmittel, die sie als »Dickmacher« verurteilen, obwohl sie zum Teil für die Ernährung unerlässlich und essenziell sind, heimlich oder mit schlechtem Gewissen zu sich nehmen. Neben dem mangelnden Wissen über ausgewogene und gesunde Ernährung fehlt es den Betroffenen zumeist vor allem am Wissen darüber, was eine einseitige Ernährung für Folgen und Risiken mit sich bringt. Den wenigsten ist bewusst, dass es auch bei Normal- und Übergewicht, wenn ein gestörtes Essverhalten besteht, ausgeprägte Mangelernährungserscheinungen geben kann, die weitreichende gesundheitliche Konsequenzen in sich bergen. Aus diesen und auch aus anderen Gründen ist klar, dass eine entsprechende Aufklärung über gesunde Ernährung eine wichtige Rolle in der Therapie spielt. Dabei bezieht sich diese nicht allein auf das unzureichende Ernährungswissen, sondern auch auf Schwierigkeiten in der Einschätzung von Portionsgrößen, Einkauf, Lebensmittelvorräten, Zubereitung etc. Dies kann ambulant mit entsprechendem Informationsmaterial geschehen.

4.4.2 Anti-Diät-/Essstörungsbewältigungstherapie

Auf der Symptomebene hat sich die Arbeit mit dem Anti-Diät-Modell grundsätzlich bewährt. Da jedoch nur ein geringer Teil des Ernährungsmanagements sich tatsächlich mit Anti-Diät befasst, erscheint der Begriff Essstörungsbewältigungstherapie inzwischen sinnvoller. Dennoch stellen Diäten und das Diät-Denken weiterhin einen konkreten Risikofaktor für die Entstehung von Essstörungen dar.

In der Essstörungsbewältigungstherapie geht es vor allem darum, mögliche Ursachen, Auslöser und Folgen des eigenen problematischen Essverhaltens zu erkennen. Die Betroffenen werden angeleitet, kritische Situationen, Gedanken und Gefühle besser wahrzunehmen, um neue Verhaltensweisen konkret einzuüben. So kann sich langfristig das Essverhalten positiv ändern. Die Begriffe wie Selbstregulationssysteme nach Kanfer oder kognitive Verhaltenstherapie mit Umstrukturierung dysfunktionaler Gedanken sind Fachbegriffe, die man auch im Internet jederzeit nachlesen kann. Wichtig ist die Verbesserung der Wahrnehmung von Gefühlen wie Hunger und Sättigung. Um den typischen Kreislauf von übermäßigem Essen und nachfolgenden Gegenmaßnahmen wie Nahrungskarenz, extremer Sport, selbstinduziertes Erbrechen, Laxantieneinnahme etc. zur Gewichtskontrolle zu unterbrechen, ist es notwendig, von einem kalorienorientierten Essveralten zu einem körperbewussten Essverhalten überzugehen. Wer seine Bedürfnisse wahrnimmt und auch adäquat befriedigt, muss sich weder ins Essen flüchten noch sich überessen. Wenn wir lernen, wieder auf unsere innere Stimme zu hören und unserem Körper das zu geben, was er tatsächlich braucht, können wir zu einem natürlichen Essverhalten zurückfinden.

In einem ersten Schritt können sich Betroffene über ihre Erfahrungen in der Vergangenheit mit Diäten und kurz- und langfristigen Folgen auseinandersetzen. Hier wird meistens deutlich, dass Diätverhalten ein Einstieg in die Essstörung war und längerfristig natürliches Essverhalten weitgehend ausschloss.

In einem zweiten Schritt wird sich der Betroffene mit dem eigenen Essverhalten auseinandersetzen und dieses mit Hilfe von Essprotokollen beobachten (▶ Tab. 5). Jede auch noch so kleine Mahlzeit soll unmittelbar nach ihrem Verzehr in den jeweiligen Tagesbogen eingetragen werden. In der Therapie können dann Hilfen zur Selbstauswertung gegeben werden. Zunächst wird das unmittelbare Essverhalten analysiert: Was und wie viel wird wann gegessen? Werden Nahrungsmittel einseitig ausgewählt? Was wird bei Fressanfällen gegessen? Häufig sind hier die ersehnten, aber verbotenen Nahrungsmittel zu finden. Auch ist auf die Abstände zwischen den Mahlzeiten zu achten. Kommen Fressanfälle z. B. nach einer Nahrungskarenz von sechs bis acht Stunden vor, wenn sich der rein physiologische Heißhunger in einer Weise gesteigert hat, dass er nicht mehr zu stoppen ist? An welchen Orten und zu welchen Zeiten finden

Rückfälle statt? In welchen Situationen? Auch ist es wichtig, sich darüber klar zu werden, welche Funktion das Essen hat. Auf welche Gefühle wird mit Essen reagiert? Welche Bedürfnisse werden inadäquat befriedigt? Isst der Betroffene vor allem aus Langeweile, Müdigkeit, Einsamkeit oder Ärger? Welche Konflikte gibt es am Familientisch? Erfahrungsgemäß werden bei der Auswertung von Essprotokollen immer wieder ähnliche Auslösemechanismen deutlich. Dann kann schrittweise gemeinsam ein alternatives Verhalten erarbeitet und zu Hause in kleinen Schritten umgesetzt werden. Der Betroffene sollte bald lernen, seine Essprotokolle selbst auszuwerten, nach Möglichkeit am Ende eines Tages. Manchen Betroffenen hat es geholfen, abends vor dem Zubettgehen stimmige Mahlzeiten, in denen sie bedürfnisgerecht gegessen haben und sich anschließend gut fühlten, zu markieren, sich z. B. hierfür einen Stern zu geben. So werden kleine Erfolgserlebnisse vermittelt, d. h., jemand hat es vielleicht geschafft, an einem Tag bei drei von fünf Mahlzeiten bedürfnisgerecht zu essen. Ein weiterer Vorteil ist, dass der entsprechende Tag abgeschlossen und der nächste neu begonnen werden kann. Eine abendliche Auswertung verhindert das »Mithinübernehmen des Essens in den nächsten Tag«, d. h., auch bei einer üppigen Abendmahlzeit darf bei Bedarf am nächsten Morgen gefrühstückt werden.

In der funktionalen Analyse abnormen Essverhaltens werden von Therapeut und Patient typische Auslösebedingungen (z. B. emotionaler Druck), die entsprechende Reaktion (z. B. Verschlingen hochkalorischer Speisen) und die Konsequenzen des Essens (Völlegefühl, Scham, Ärger, Angst vor Gewichtszunahme etc.) besprochen. Darauf aufbauend können gemeinsam Veränderungsstrategien erarbeitet werden. Auch ist auf den angemessenen Einsatz von Belohnungen bei kleinen Erfolgen zu achten.

Einen hohen Stellenwert hat die zunehmende Integration von sogenannten »verbotenen Nahrungsmitteln« und das Wiedererlernen eines entspannten Umgangs mit diesen. Dies kann in Form von gemeinsamen Einkäufen sowie Wahrnehmungserfahrungen (Tasten, Riechen, Schmecken) geübt werden.

Tab. 5: Essprotokoll

Uhrzeit	Situation vor dem Essen: Tätigkeit/ Gedanken/Gefühle	Hunger in %	Was wird gegessen? Wie viel?	Wie wird gegessen?	Satt in %	Gefühle nach dem Essen	Abführmittel/Erbrechen/Bewegungsdrang	Gedanken und Gefühle danach
8.00	Total verpennt, deprimiert, niederschlagen, nur Kaffee zur Aufmunterung	0 %	Ein Brötchen mit Käse	langsam	70 %	Warum hast jetzt was gegessen, voll, energielos	-	-
12.30	Nach der Schule etwas wacher, fühle mich einsam, will nichts essen, ich bin zu dick	60 %	3 Tassen Kaffee, 1 Fl. Mineralwasser	-	20 %	Unruhig werdend, weiß nicht, was ich heute noch machen soll, Spannung	-	-
16.00	Sitze zu Hause rum, langweile mich, keine Lust zu Hausaufgaben, mir ist kalt	80 %	1 Stk. Kuchen, 1 Mars	normal	80 %	Kann nur noch ans Essen denken, Heißhunger, Gier	-	-

Tab. 5: Essprotokoll – Fortsetzung

Uhrzeit	Situation vor dem Essen: Tätigkeit/ Gedanken/Gefühle	Hunger in %	Was wird gegessen? Wie viel?	Wie wird gegessen?	Satt in %	Gefühle nach dem Essen	Abführmittel/Erbrechen/Bewegungsdrang	Gedanken und Gefühle danach
16.30	Einkaufen im Supermarkt in der Stadt, alles, was ich sehe, will ich sofort essen, Hektik, Angst, dass mich jemand sieht	120 %	1 Rolle Kekse, 1 Tafel Schokolade, 2 Semmeln, 2 Äpfel, 3 Dosen Fanta, 1 Stk. Kuchen, 1 großes Eis	Hektisch, beim gehen	150 %	Leer innerlich, Magen total voll, völlig niedergeschlagen, hasse mich selbst	ja	Scheiße, ich kann nicht mehr weiter, ich schaffe es nie
18.00	Abendessen mit den Eltern, will nur etwas Tee trinken	20 %	4 Brote mit Käse, 1 großer Salat, 2 Cola	Schnell	150 %	Wie ausgebrannt innerlich, mutlos	Ja	Suizidgedanken
22.00	Vor dem Fernseher, will endlich ruhiger werden, müde	0 %	2 Bier	-	-	Werde ruhiger und müde, mir ist alles egal	-	-

157

In einem nächsten Schritt werden Schlankheitsideale und ihre Auswirkungen auf die Betroffenen bearbeitet. Bei vielen Übergewichtigen
findet sich beispielsweise die irrationale Hoffnung, dass alle Schwierigkeiten in ihrem Leben sich automatisch lösen würden, wären sie
nur schlank. Diese Vorstellungen werden kritisch hinterfragt. Im
Mittelpunkt steht die Förderung der Fähigkeit, den eigenen Körper in
seiner aktuellen Gestalt zu akzeptieren und das Leben nicht auf
die Zukunft auszurichten, sondern jetzt zu gestalten. Hierzu gehört
es auch, sich kritisch mit dem Inhalt des eigenen Kleiderschanks
auseinanderzusetzen. Hängen hier vor allem zu enge Kleidungs-
stücke, die jahrelang nicht getragen wurden? Diese auszusortieren
kann wesentlich zur Entlastung der aktuellen Lebensgestaltung
beitragen.

Betroffene setzen sich ebenso mit Einstellungen ihrer Herkunfts-
familie bezüglich Essen und Figur auseinander und machen sich
bewusst, in wie weit sie diesbezüglich heute noch davon bestimmt
sind. Eventuell kann auch gemeinsam das Essen in einem Restaurant,
d. h. in der Öffentlichkeit geübt werden, welches meist lange Zeit
vermieden wurde. Hier werden oft verächtliche oder vorwurfsvolle
Blicke bzw. Kommentare der Umgebung befürchtet.

Ebenso werden Schritte zur Rückfallprophylaxe besprochen. Was
kann ich tun, wenn ich unter Fressdruck komme? An wen kann ich
mich wenden?

In der Regel haben die Betroffenen am Anfang relativ viel Angst,
ihre rigiden Muster loszulassen, ermuntern sich jedoch durch kleine
Erfolge gegenseitig zu kleinen Schritten, was für die Gruppen- bzw.
Kursform der Therapie spricht. Meist reagieren die Betroffenen völlig
überrascht, welche Symptomreduktion mit diesem Ansatz möglich
ist, ohne dass gleichzeitig die gefürchtete Gewichtszunahme eintritt.
So ist bei Magersüchtigen eher ein Gewichthalten bzw. bei Adipösen
eine Gewichtsabnahme zu sehen, wobei diese immer wieder erstaunt
sind, wie mühelos dies gelingen kann, »und auch noch ganz ohne
Diät«.

4.4.3 Lehr- und Versuchsküche

Die Normalisierung des Essverhaltens ist ein grundlegender Schritt, um eine Essstörung zu bewältigen. Es ist nicht möglich, von einer Essstörung zu gesunden, wenn weiterhin Diät gehalten wird. Somit ist es ein Hauptziel, das Essen wieder zu einer normalen Angelegenheit, möglichst mit Appetit und Freude am Essen werden zu lassen. Da aber gerade bei Essgestörten der Gedanke fest verwurzelt sein kann, dass gesunde Ernährung mit niedrigkalorischem Essen und Diätprodukten zusammenhängt, wird neben anderen Maßnahmen wie therapeutisch begleitetem Essenstisch, Organisation von Selbsthilfegruppen, die gemeinsam essen, auch Wert darauf gelegt, in der Praxis in Lehr- und Versuchsküchen zu vermitteln, wie eine normale Essenszusammenstellung aussehen kann.

Die Lehr- und Versuchsküche in der Schön Klinik Roseneck wird von einer Diplom-Oecotrophologin geleitet, die den gesamten Vormittag, inklusive des Mittagessens, mit den Patienten verbringt und ihnen dabei sowohl theoretische Kenntnisse als auch die Praxis der Zubereitung vermittelt.

Die Lehr- und Versuchsküche eignet sich vor allem für:

* Betroffene, die viel und gerne kochen, allerdings nur für andere.
* Betroffene, die sich bisher noch nie selbst versorgt haben und sich nur von kalten Speisen (Salate, Brote, u. a.) ernährten.
* Betroffene, die Schwierigkeiten in der Einschätzung von Portionsgrößen und im Umgang mit »Resten« haben.
* Betroffene, die lernen müssen, Ängste und Schuldgefühle in Zusammenhang mit Einkauf, Lebensmittelvorräten, Zubereitung und Verzehr abzubauen.
* Betroffene mit unzureichendem Ernährungswissen.

Da der direkte Umgang und die Konfrontation mit Nahrung und Essen in der Öffentlichkeit häufig viel Angst machen, ist die Lehr- und Versuchsküche auch als Belastungsprobe geeignet.

Ziel der Lehrküchenarbeit ist es nicht, Kochkurse zu vermitteln. Sie bietet ein Erfahrungsfeld für Betroffene, wieder mit Lebensmitteln, der Zubereitung von Mahlzeiten, mit Resten und allem, was mit Kochen zu tun hat, konkret und praktisch umzugehen. Da in der Klinik normalerweise alle Mahlzeiten bereits zubereitet serviert werden, haben viele Patienten Angst, der persönlichen Alltagssituation nach dem Klinikaufenthalt nicht gewachsen zu sein. Die Lehrküche bietet hier einen idealen Rahmen, die Realität in die Therapie mit einzubeziehen.

Folgende Bereiche werden in der Lehr- und Versuchsküche vermittelt:

- Grundwissen über gesunde, ausgewogene Ernährung und Ausräumen von falschen Vorstellungen über die richtige Zusammenstellung einer gesunden Mahlzeit.
- Die Erfahrung, dass ein Gericht auch ohne starres Klammern ans Rezept gelingen und schmecken kann und somit das Einfügen von kreativen Leistungen ohne ständiges Befolgen von starren Diätvorschriften.
- Unkomplizierte Vermittlung von Kochkenntnissen, praktischen Tipps und Anregungen, die auf die persönliche Situation der Betroffenen zugeschnitten sind.
- Der Abbau von Hemmungen und Ängsten im Umgang mit Lebensmitteln.
- Sich wieder an Speisen wie Nudeln und Mehlspeisen heranzuwagen und zu versuchen, sie ohne Schuldgefühle zu genießen.
- Im Ansatz zu erreichen, dass nicht nach jeder Mahlzeit ständig die Kalorienmenge bilanziert wird.
- Das Erlernen eines normalen Einkaufverhaltens, da viele der Betroffenen bisher nur für Fressanfälle einkauften.
- Das Gekochte für sich selbst zu portionieren.
- Die Erfahrung von Hunger und Sättigung in der Gruppe.
- Es auch zuzulassen, dass Reste manchmal weggeworfen werden.

- Die intensive Erfahrung, wie es ist, zusammen mit anderen zu kochen und in deren Gemeinschaft das gemeinsam Gekochte zu essen.

Die Lehr- und Versuchsküche wird also in den klinisch-therapeutischen Alltag mit einbezogen. Sinnvoller Weise wird sie mit der Essstörungsbewältigungstherapie gekoppelt. In diesem Zusammenhang soll noch kurz auf den Gemeinschaftstisch eingegangen werden. Hier wird vielleicht am ehesten noch die Situation beim Essen mit der Familie oder mit Freunden widergespiegelt. Am Gemeinschaftstisch sitzen Betroffene mit unterschiedlichen Essstörungen zusammen. Die Mahlzeiten werden im Beisein eines Therapeuten eingenommen. Es geht vor allem darum, sich gegenseitig zu unterstützen und zu lernen, in Gemeinschaft zu essen. Ängste und Konflikte, die gerade beim Essen entstehen, sollen angesprochen und wenn möglich Lösungen gesucht werden, anstatt die Ängste und Konflikte wie gewohnt herunterzuschlucken und Hunger und Sättigung dabei zu vernachlässigen. Es gelten festgesetzte Anfangszeiten und das gemeinsame Sitzenbleiben am Tisch für eine vereinbarte Zeit, um sich mit dem eigenen Verhalten auseinanderzusetzen und sich der eigenen Schwächen bewusst zu werden. Es gilt die Regel, dass das Essen nicht getauscht und sich jeder mit der eigenen Portion auseinandersetzen soll. Es muss nicht aufgegessen werden, aber es sollte dennoch von allem probiert werden. Es kann nachbestellt werden, jedoch nicht, um ausschließlich die »erlaubte« kalorienarme Beilage zu verzehren und das restliche Essen zu verweigern. Das gesamte Gericht, auch der Nachtisch, gehört zum Menü. Nichts darf, falls es nicht gegessen wird, mitgenommen werden. Diese Regeln haben sich für den Umgang mit Essen in der Gemeinschaft bewährt.

Ohne mit den Patienten gemeinsam zu kochen und zu essen und ganz konkrete Übungen im gesunden Umgang mit Nahrung, Essen, Hunger- und Sättigungsgefühl einzuüben, ist eine Essstörungstherapie nicht möglich. Häufig ist es wesentlich sinnvoller, konkret mit den Patienten eine Semmel durchzuschneiden, normal Butter aufzutragen, die Semmel zu belegen und sie dann auch zu essen, als dies kognitiv zu vermitteln, wo weiterhin emotionale unrealistische Wahrnehmungen stattfinden, die dann beim eigenen Umgang mit Nahrung die intellektuellen und rationalen Einsichten hinten anstehen lassen.

4.4.4 Spiegelübungen und Körpervideo

Schon lange hat man herausgefunden, dass bei Magersucht, Bulimie und teilweise bei Adipositas durch Videoselbstkonfrontation oder Selbstkonfrontation vor einem Ganzkörperspiegel ein Hauptstörungsmerkmal therapeutisch bearbeitet werden kann. Beim Körperschema geht es zum einen um die Fähigkeit, die eigene äußere Körperdimension richtig einschätzen zu können. Bei Essstörungsbetroffenen ist diese Fähigkeit oft gestört, und das Ausmaß der Über- oder Unterschätzung der eigenen Körpermaße kann eine beträchtliche Bandbreite erreichen. Gerade Magersüchtige haben die Eigenschaft, ihre äußeren Körperformen extrem zu überschätzen. Zugleich verstehen sie es meist perfekt, ihre Maße durch Kleidung so zu kaschieren, dass sie tatsächlich äußerlich muskulöser und wohlernährter erscheinen, als dies in Wirklichkeit der Fall ist. Eine besondere Rolle spielt die subjektive Komponente, d. h. das Körpergefühl, verbunden mit der Zufriedenheit mit dem eigenen Körper. Selbst wenn Betroffene in der Lage sind, rein rational ihre Körpermaße in etwa richtig einzuschätzen, was ihnen im Übrigen gegenüber ihrer Umwelt recht gut gelingt, sind sie, wenn sie ihrem eigenen Gefühl trauen, völlig verunsichert, da ihnen ihre innere Wahrnehmung häufig eine ausgeprägte Verzerrung der eigenen Körpermaße und spezieller Körperteile wie z. B. des Bauches, des Pos, der Oberschenkel etc. suggeriert.

Körpervideoarbeit ist geeignet, allein oder gemeinsam mit einem Therapeuten auf dem Bildschirm diese Wahrnehmungen zumindest zum Teil zu korrigieren, auch dient sie dazu, Fortschritte in der Therapie festzuhalten.

Über Körpervideoarbeiten gibt es inzwischen vielfache Publikationen. Häufig erfolgt die Videoaufnahme nach einem standardisierten Drehbuch. Es wird zunächst der Gesamtkörper, in der Regel bekleidet mit Bikini oder Badehose, aufgenommen. In näheren Kameraeinstellungen könnten bestimmte Körperteile, vor allem auch solche, die vom Betroffenen als problematisch betrachtet werden, im Detail gefilmt und angesehen werden. Es ist auch möglich, eine Therapiegruppe mit Video aufzunehmen, um vor der Kamera bei spielerischer Bewegung die Angst leichter in den Griff zu bekommen. Die Videofeedbackarbeit bietet also reichhaltige Möglichkeiten, einen Zentralbereich der Essstörung, die Körperschemastörung, genauer anzusehen und zu bearbeiten. Besonders beeindruckend ist es, wenn im Rahmen eines guten Therapieverlaufs gemeinsam der emotionale Ausdruck und die persönliche Entwicklung sichtbar gemacht werden. Es macht Freude zu sehen, wenn zusammen mit einer Normalisierung des Essverhaltens und des Gewichts die emotionale Schwingungsfähigkeit, die persönliche Kraft sowie die Sensibilität und Verletzlichkeit sichtbar und spürbar gemacht werden.

Aufgrund der inzwischen recht ausgereiften Techniken gibt es heute Methoden des Körpervideofeedbacks, die mit speziellen Computerprogrammen arbeiten. Bei dieser Technik können sich Patienten selbst ihre Wunschfigur einstellen oder durch Computerbildverzerrung darstellen, wie sie sich insgesamt oder an bestimmten Körperteilen empfinden.

4.4.5 Entspannungstherapien

Die Vermittlung von Entspannungstechniken stellt einen essenziellen Therapiebaustein in der Behandlung psychischer und psychosomatischer Krankheiten dar und findet auch in der Vorsorge sowie bei Gesunden breite Anwendung. Es gibt unterschiedlichste Entspannungstechniken, die teils recht strukturiert sind, teils viel Raum für Fantasie, Variation und spielerischen Umgang lassen. Erhältlich sind spezifische Therapieanleitungen zu Entspannungstechniken in Form von Broschüren, Büchern, CDs/DVDs.

Eines der bekanntesten Entspannungsverfahren ist das Autogene Training, das auf den Psychiater Schulz zurückgeht. Es handelt sich um ein übendes Verfahren, in dem Schwere, Wärmeübungen und Körpersuggestionen geübt werden, bis es gelingt, diese relativ schnell und unkompliziert herbeizuführen. Das fortgeschrittene Autogene Training lässt wiederum viele Varianten zu.

Ein weiteres standardisiertes Verfahren, das sich bewährt hat, ist die Progressive Muskelentspannung nach Jacobson. Sie wird von einigen Personen bevorzugt, da sie in der Regel mit klaren, nachvollziehbaren Anweisungen, insbesondere bestimmte Muskelgruppen betreffend, arbeitet.

Eine genaue Darstellung von Entspannungstechniken würde zu weit führen. Gerade hier ergibt sich eine gute Möglichkeit, in der jeder für sich selbst herausfinden sollte, welche Form der Entspannung die für ihn geeignete ist. Grundverfahren wie Autogenes Training oder Progressive Muskelentspannung, wenn sie einmal erlernt sind und beherrscht werden, sind dabei eine gute Ausgangsbasis, um sich mit weiteren Entspannungsverfahren auseinanderzusetzen. Wichtig ist, dass jemand, der ein Entspannungsverfahren erlernt, es soweit variieren können sollte, dass er es im Alltag anwenden kann und in der Lage ist, auch auf Teileelemente dieses Entspannungsverfahrens zurückzugreifen, wenn sie ihm guttun.

Entspannungsverfahren haben sich auch bei Essstörungen gut bewährt, und wir können allen Betroffenen nur Mut machen, sich mit den verschiedenen Entspannungstechniken zu befassen und die eine oder andere auszuprobieren. Entspannungsverfahren werden z. B. auch in Kneipp-Vereinen oder bei Volkshochschulen angeboten.

4.4.6 Bewegungs- und Körpererfahrung

Da Psychotherapeuten in der Therapie häufig ausgiebig erklären, deuten, thematisieren und problematisieren, besteht die Gefahr, dass die Behandlung zu kopflastig wird. So mag bei den Patienten zwar manche Einsicht im Kopf gefördert und geweckt werden, deren Umsetzung kann aber oft nicht (vollständig) vollzogen werden.

Gerade bei Essstörungen, die viel mit gestörter innerer Wahrnehmung des Körpers, verunsichertem Körpergefühl und Ablehnung des eigenen Körpers zu tun haben, spielen körperorientierte Ansätze in der Therapie eine wesentliche Rolle. Es gibt verschiedene, mehr oder weniger strukturierte Möglichkeiten, sich mit dem eigenen Körper und dessen Wahrnehmung auseinanderzusetzen. Bauchtanz und verschiedene andere tanztherapeutische Ansätze, konzentrative Bewegungstherapie, Atemtherapie, Eutonie und Feldenkrais-Arbeit sind erprobte Methoden in der Therapie von Essstörungen. Gefördert wird hier das Spüren und Wahrnehmen. Auch Kontakt und Berührung (sowohl des eigenen Körpers als auch äußerer Objekte wie z. B. des tragenden Bodens) sind Bereiche, an denen in der Bewegungserfahrung konkret gearbeitet wird. Dabei kann es durchaus sein, dass Essgestörte die bewusste Aufmerksamkeit in Bezug auf den eigenen Körper zunächst als angstbezogen empfinden. Gerade hier besteht jedoch die Möglichkeit, Ressourcen zu wecken, Mut zu machen und auch spielerische Elemente mit Rhythmus, Klang, Musik etc. einzufügen.

Bei adipösen Patienten ist es neben der Körper- und Bewegungserfahrung besonders nötig, auch sport- und bewegungstherapeutische Elemente einzuführen. Hier gilt es, die Lust an der Bewegung, an der Gymnastikerziehung und an der Wiedererlangung der Beweglichkeit und Sportlichkeit zu wecken.

In der Körperarbeit wird also auf individuelle Defizite und Ressourcen eingegangen. Körpertherapie, Bewegungserfahrung und Sporttherapie lassen sich gut mit physikalischen Maßnahmen wie Wärme- und Kälteanwendungen, medizinischen Bädern und verschiedenen Formen von Massagen kombinieren und ergänzen. Dabei dienen die physikalischen Maßnahmen zum einen einer behutsam aufbauenden, pflegenden und unterstützenden Funktion, zum anderen besteht ein wichtiges Element darin, dass Essgestörte, die ihren Körper ablehnen, langsam Berührung wieder zulassen und diese auch als angenehm empfinden können. Das Kneten und Formen der Muskulatur als Hauptziel würde schwer Essgestörten nicht gerecht werden. Um die nötige Sensibilität im Umgang mit den Betroffenen zu erreichen, ist ein kontinuierlicher Austausch zwischen den verschiedenen therapeutischen Teams nötig.

4.4.7 Kunst- und Gestaltungstherapie

Auch die Kunst- und Gestaltungstherapie hat sich in der Behandlung von Essstörungen im klinischen Bereich gut bewährt. Sie bildet ebenfalls ein wichtiges Element, um das intellektuelle, rationale Betrachten von Gefühlen nicht in den Vordergrund zu stellen. Hier geht es vielmehr darum, mit Materialien wie z. B. Papier, Farben, Ton, Kleister und Collagenmaterial zu arbeiten, um kreative Ausdrucksformen zu entdecken, die es ermöglichen, innere Bilder, Fantasien oder die eigene Ratlosigkeit, Einsamkeit und vielleicht auch Unfähigkeit ohne Worte darzustellen.

Die Kunst- und Gestaltungstherapie wird seitens der Patienten häufig zunächst ängstlich betrachtet, da fälschlicher Weise die Ansicht besteht, dass dabei Leistung und künstlerisches Können gefragt seien. Dies ist mit Sicherheit nicht der Fall, und Betroffene, die bereits eine künstlerische Ausbildung haben oder in der Arbeit mit Bildern oder anderen Materialien besonders geübt sind, haben häufig eher einen schwierigen Einstieg in die Therapie.

Das Material stellt dabei eine Art Katalysator dar. Es kann sowohl nach Themen gearbeitet werden (z. B. sich und die Familie in Form von Tieren darzustellen), es können auf einem großen Papier Gemeinschaftsarbeiten entstehen, wobei jeder seinen Bereich darstellt und dann vielleicht Kontakt aufnimmt mit der Darstellung von Mitpatienten, diese gegebenenfalls ergänzt. Es kann mit Musik gearbeitet werden usw.

Eine spezielle Möglichkeit für Essgestörte bietet sich mit der Darstellung eines Körperbildes auf einem großen Bogen Papier: Zunächst legt sich z. B. eine magersüchtige Person auf den Papierbogen, eine ihr

vertraute, ebenfalls betroffene Person zieht sodann ihre Körperum-
risse mit einem Stift genau nach. Das Bild kann in einem nächsten
Schritt von der ersten Person ausgemalt werden, ergänzt mit den von
ihr subjektiv empfundenen Umrissen.

Während in der gestaltungstherapeutischen Arbeit der psychisch-
dynamische Prozess sehr viel Beachtung findet, wird in einer
inzwischen neu geschaffenen Gruppe, in der es um den Aufbau
positiver Aktivitäten geht, vor allem an der Fähigkeit im Umgang mit
verschiedenen Materialien gearbeitet. Es werden Fähigkeiten geweckt
und der Grundstein gelegt, Betroffenen neue, kreative Entfaltungs-
möglichkeiten zu bieten und ihnen damit zu mehr Selbstbewusstsein
zu verhelfen.

4.4.8 Gruppentherapie zur sozialen Kompetenz

Diese Therapie, die häufig in abgeänderter Form auch Selbstsicher-
heitstraining genannt wird (nach Ullrich und Ullrich de Muynck), ist
besonders für Essgestörte sehr gut geeignet, die Schwierigkeiten im
adäquaten Ausdruck ihrer Wünsche und Gefühle haben. Sie dient
nicht dazu und sollte auch nicht dazu missbraucht werden, mit einer
antrainierten, künstlichen, überzogenen Selbstsicherheit auf die
Umwelt loszugehen und noch mehr Konflikte auszulösen. Es geht
in dieser Therapie um die Fähigkeit, die eigenen Meinungen,
Gedanken, Wünsche und Gefühle ehrlich und der Situation angemessen ausdrücken zu lernen, sie zu vertreten und in der Kommunikation mit anderen zu befriedigenden Lösungen zu kommen. Es ist
ein übendes Verfahren, d. h., dass neben theoretischen Grundlagen
ein Schwerpunkt darin liegt, Situationen konkret zu üben und
spielerisch darzustellen.

Dieser Therapiekurs ist in zwei Teile geteilt: Eine allgemeine
thematische Hinführung zum Thema Selbstsicherheit und zu dem
Themenkomplex Selbstsicherheit – Unsicherheit – Aggression. Im
speziellen Teil finden sich spezifische Informationen zur Durchführung von Übungen. Auch werden dort Arbeitsmaterialien zusam-

mengetragen und verteilt. Konkret kann z. B. an Themen gearbeitet werden wie Stimme und Sprache: mit fester Stimme sprechen, lauter/ leiser sprechen, flüssiger/langsamer sprechen, kurz und bündig reden, öfter das Wort ergreifen und sorgfältiger antworten. Bei nonverbalem Verhalten kann es um folgende Themen gehen: häufiger Blickkontakt halten, einen freundlichen Ausdruck oder eine aufmerksam zugewandte Körperhaltung zeigen, entspannte Körperhaltung, das Gesagte durch Gesten unterstreichen oder allgemeines Gesprächsverhalten (Personen öfter ansprechen, mit Personen auch einmal über belanglose Dinge plaudern, Personen ein Kompliment machen, von anderen ein Kompliment oder Lob annehmen können, Themen ansprechen, die schwer fallen, etwas ablehnen können). Eine typische Übungsaufgabe besteht darin, in den nächsten Tagen mindestens ein- bis zweimal täglich Komplimente zu machen bzw. zu loben und dabei einzuschätzen, wie wohl man sich dabei fühlt. Wenn jemand Komplimente oder Lob erhält, könnte er ebenso darauf achten, wie vollständig er dies(e) akzeptieren kann.

Zusammenfassend zielt die Gruppentherapie Soziale Kompetenz auf folgende Verhaltensweisen ab:

- Kommunikation mit und ohne Worte
- ehrliches Lob annehmen, aber auch geben können
- eine offene Unterhaltung führen können
- sich bewusst sein, dass Verhaltensänderung bei »mir selbst« liegt
- Unterscheiden zwischen selbstunsicherem, aggressivem und angemessen selbstsicherem Verhalten
- das Äußern von Wünschen und Bitten
- Umgang mit hartnäckigen Personen
- lernen, Kritik zu empfangen, sowie angemessen Kritik zu äußern usw.

Im klinischen Behandlungssetting werden für eine solche Gruppentherapie acht bis neun Doppelstunden in ca. vier bis fünf Wochen mit den entsprechenden Hausaufgaben benötigt. Die Gruppentherapie

Soziale Kompetenz eignet sich ebenfalls sehr für therapeutische Maßnahmen im ambulanten Bereich.

4.4.9 Familientherapie

Das Einbeziehen der Familie und des Partners in die Therapie dient dazu, den Blickwinkel zu erweitern und sich Klarheit über Zusammenhänge, Interaktionen etc. zu verschaffen. Der Einbezug der Familie erfolgt auf Wunsch und stets im Beisein der Betroffenen. Zunächst geht es häufig darum klarzustellen, dass niemand an der Erkrankung Schuld ist, sondern vielleicht Kommunikation und Verhaltensweisen, die gut gemeint sind, auf der anderen Seite zu Spannungen geführt haben, die nicht mehr aufgelöst werden konnten. Oft haben Familienangehörige vor solchen Treffen Angst und meinen, in einem Expertengespräch müssten ihnen klare Vorschläge gemacht werden, wie sie sich in Zukunft richtig zu verhalten haben. Tatsächlich geht es bei der Einbeziehung von Familienangehörigen vielmehr darum, kleine Schritte einer veränderten Kommunikation zu finden, um zu lernen, einander zuzuhören, Wünsche und Bedürfnisse demjenigen zu erlauben und zu belassen, der sie äußert und sich gleichzeitig eigene Wahrnehmungen zuzugestehen.

5

Ratschläge für Betroffene

5.1 Selbsthilfegruppen

Es dürfte wohl auf der ganzen Welt mehrere hunderttausend Selbsthilfegruppen zu körperlichen und seelischen Erkrankungen geben. Allein daran kann man erkennen, wie hilfreich und nützlich diese Gruppen im Allgemeinen von ihren Teilnehmern erlebt werden. Gerade im Bereich der Essstörungen, wo lange Zeit auch bei Ärzten und Psychologen ein Wissensdefizit bestand und wo sich erst nach und nach eine ausreichende medizinische und psychotherapeutische Versorgung etabliert, kommt den Selbsthilfegruppen eine große Bedeutung zu.

Die ersten Gruppen wurden nach dem Prinzip der Anonymen Alkoholiker aufgebaut, diese nannten sich Overeaters Anonymous, »Anonyme Zuvielesser«. Wie der Name schon sagt, trafen sich hier vor allem Übergewichtige. Betroffene, die sich mit diesem Konzept nicht identifizieren konnten, versuchten dann, Selbsthilfegruppen zu organisieren, die sich an den damals erschienenen Anti-Diät-Büchern von Susi Orbach orientierten. Mangelnde Information und Koordination ließ manche dieser Gruppen scheitern. Im Anschluss an ein großes Treffen von Betroffenen, Angehörigen und Fachleuten an der Universitäts-Nervenklinik München wurden zwei weitere Selbsthilfeorganisationen gegründet, und zwar »ANAD Selbsthilfe« und »Aktionskreis Ess- und Magersucht Cinderella«. Seitdem sind viele weitere Selbsthilfegruppen entstanden, über die in der Regel die Deutsche Arbeitsgemeinschaft Selbsthilfegruppen e. V. als nationale Kontakt- und Informationsstelle Auskunft geben kann (► Kap. 5.3 – Nützliche Adressen).

Da Selbsthilfe in unterschiedlicher Art und Weise stattfinden kann und sich die Konzepte der Selbsthilfeorganisationen stark unterscheiden können, ist es für Betroffene wichtig, sich bei der Suche nach einer passenden Gruppe eingehend zu informieren und sich deren Arbeit offen und kritisch anzusehen. Wichtig ist es, sich solchen Gruppen nicht überangepasst anzuvertrauen und Ärger und Frust in sich hineinzufressen oder anderweitig loszuwerden. Selbsthilfe sollte zum einen die Möglichkeit zum Erfahrungsaustausch mit Experten einschließen, die zu Veranstaltungen geladen werden, und andererseits eine Türe zu mehr persönlicher Mündigkeit und Reife öffnen, um den eigenen Weg aus der Krankheit heraus besser gestalten zu können.

Selbsthilfearbeit befasst sich somit mit Prävention, d. h. Krankheitsvorsorge, durch offenen Austausch, Aufklärung und gegenseitige Ratschläge. Sie kann sehr hilfreich sein, wenn es darum geht zu lernen, die Verantwortung für sich selber zu übernehmen und sich gegebenenfalls in intensive Therapie zu begeben. Sie bietet darüber hinaus ein sehr gutes Umfeld für Therapieergänzung und Nachsorge. Sie kann ein Brückenschlag sein zwischen Eigenhilfe und professioneller Hilfe, wenn die eigenen Kräfte nicht ausreichen. So beruht das Prinzip der Selbsthilfe ja gerade darauf, für sich selbst zu sorgen und für sich selbst Verantwortung zu übernehmen, sich selbst zu helfen und damit auch den anderen die Möglichkeit der Hilfestellung und Selbstorientierung zu geben.

Betroffene, die mit grundsätzlichen Aspekten einer Selbsthilfeorganisation oder -gruppe Schwierigkeiten haben, finden sich oft bei anderen Organisationen besser zurecht. Ein Problem stellt häufig die geringe Kontinuität dar, da Gruppenmitglieder und ehrenamtliche Mitarbeiter häufig wechseln können. Oft haben Selbsthilfeorganisationen Schwierigkeiten, mit finanziellen, organisatorischen und verwaltungstechnischen Anforderungen zurechtzukommen. Aber gerade das sich gegenseitige Helfen beim Beseitigen von Hindernissen, das Sich-Bewusstwerden, dass nur die gemeinsame Arbeit Erfolge schaffen kann, gerade diese Dinge stellen auch eine große Chance der Selbsthilfegruppen dar. Das Prinzip des Gebens und Nehmens ist das Überlebensprinzip von Selbsthilfegruppen und sollte jedem, der sich für solche Gruppen interessiert, bewusst sein.

Richtig verstandene und organisierte Selbsthilfe bietet Betroffenen grundsätzlich folgende Möglichkeiten:

- Erhalten von Informationen über Therapieerfahrungen und Therapieangebote.
- Lernen, offen und ehrlich zu werden, somit aus der Verschlossenheit und Heimlichkeit herauszugehen und Hilfe anzunehmen, wenn sie angeboten wird.
- Verringern und Abbauen innerer Spannungen, indem man sich in der gemeinsamen Gruppenerfahrung zu eigenen Fehlern und Schwächen bekennen lernt.
- Austauschen über selbstzerstörerische Verhaltensweisen, Entdecken von Fähigkeiten und Kräften und Aufbauen befriedigender, freundschaftlicher Beziehungen.
- Lernen, mit Rückfällen umzugehen und sie zu überwinden.

Obgleich es im deutschsprachigen Raum inzwischen zahlreiche versierte Selbsthilfeorganisationen gibt, ist es für Betroffene natürlich möglich, in weniger gut »versorgten« Gegenden selbst neue Selbsthilfegruppen zu gründen. Einige grundsätzliche Regeln, die individuell und nicht zu strikt ausgelegt werden sollten, werden hier kurz dargestellt, um gegebenenfalls eine Hilfestellung für die Eigeninitiative zur Gründung einer Selbsthilfegruppe zu geben.

* Gruppenzusammensetzung: Gruppengrößen von ca. sieben bis zwölf Teilnehmern haben sich bewährt. Sie sind zum einen klein genug, um wechselseitiges Vertrauen aufkommen zu lassen, und geben jedem Zeit, sich mitzuteilen. Andererseits ist die Gruppe auch groß genug, gemeinsam etwas zu unternehmen, und das zeitweilige Fehlen einiger Mitglieder kann eine solche Gruppe auch besser verkraften. Es hat sich bewährt, wenn möglichst verschiedene Personen die Gruppe zusammenstellen, da eine Person in der Regel zu viele alte Bekannte auswählt und es dann schwer sein wird, andere Teilnehmer zu integrieren.

* Ort und Zeit: Es sollten unbedingt ein fester Zeitpunkt und ein fester Ort für die Treffen festgelegt werden, damit nicht immer wieder neu organisiert werden muss, am besten einmal wöchentlich für etwa zwei bis drei Stunden. Eine zeitliche Begrenzung bewährt sich, damit nicht bis zum letzten Ende gewartet wird, um Themen anzusprechen und die Treffen sich endlos ausweiten. Unpünktlichkeit kann viel nicht ausgesprochenen Ärger erzeugen, kann bei einigen Teilnehmern zur inneren Emigration und schnell zum Ende der Selbsthilfearbeit führen. Wenn sich kein fester Raum findet, der unter Umständen angemietet werden muss, so gibt es auch die Möglichkeit, das Treffen abwechselnd bei einem der Teilnehmer abzuhalten. Falls dies möglich ist, wird es für viele eine schöne und neue Erfahrung sein, die Gruppe zu sich einzuladen. Andere dagegen werden massive Ängste haben, jemand in ihre »Welt« eindringen zu lassen. Aber gerade darin kann auch eine Chance bestehen, aus der Heimlichkeit herauszutreten.

◆ Verbindlichkeit der Teilnahme: Ein Problem bei Selbsthilfegruppen besteht oft darin, dass ihr zu Beginn großer Enthusiasmus sehr schnell verfliegt, sobald die Gruppe immer kleiner wird – so ist die Enttäuschung groß, wenn sich trotz anfänglicher Begeisterung nach kurzer Zeit nur noch zwei oder drei gegenübersitzen. Deshalb sollte verbindlich vereinbart werden, dass jeder, der der Gruppe fernbleibt, Bescheid gibt. Wenn Teilnehmer unentschuldigt fernbleiben, sollte dies besprochen werden. Und es sollte auch offen angesprochen werden, ob Angst oder Misstrauen der Gruppe gegenüber dahinterstehen. Falls ein Teilnehmer aus der Gruppe ausscheiden will, sollte er noch einmal kommen, um seine Gründe offen darzulegen. Dies ist einerseits für den Betroffenen wichtig, um sich nochmals klar zu werden, warum er sein Ziel in der Gruppe nicht mehr weiter verfolgen möchte. Andererseits bedeutet dies auch eine Chance für die Gruppe, selbst nochmals eine ehrliche Bestandsaufnahme zu machen.

Vorschläge, wie eine Selbsthilfegruppe organisatorisch ablaufen kann:

◆ Es hat sich bewährt, am Anfang des Treffens immer abwechselnd einen Leiter zu wählen oder – vielleicht noch besser – am Ende des Treffens den Leiter für das nächste zu bestimmen. Dem Leiter obliegt dann die Organisation, gegebenenfalls die Auswahl eines Themas oder einiger Übungen, damit ein Austausch in Gang kommt. Der Leiter ist aber auch verpflichtet, darauf zu achten, dass die Gruppenregeln eingehalten werden. Eine große Chance bietet sich, wenn jedes Gruppenmitglied dabei einmal an die Reihe kommt: Dies hilft, eigene Unsicherheiten zu überwinden und sich angstbesetzten Situationen auszusetzen.

◆ Vertraulichkeit: Für eine Gruppe, in der offen und ehrlich miteinander umgegangen werden soll, stellt gegenseitige Vertraulichkeit ein entscheidendes Merkmal dar. Jeder Teilnehmer muss selbst Gewissheit haben und dem anderen die Gewissheit geben, dass nichts von dem, was in der Gruppe besprochen wird, nach außen getragen wird. Wird diese Regel verletzt, muss dies in der Gruppe offen angesprochen werden, damit Heimlichkeiten und Vertrauensbrüche nicht das Gruppenklima vergiften oder gar zerstören.

* Rundenprinzip: Um gemeinsam zu erfahren, was sich die einzelnen Teilnehmer vom Abend erhoffen, in welcher Stimmung sie sind, bietet sich eine Runde an, in der jeder kurz zu Wort kommt. Dies ist auch eine Möglichkeit, ein Gespräch wieder ins Laufen zu bringen, wenn die Gruppe ins Stocken gekommen ist, wenn langes Schweigen herrscht oder wenn nur bestimmte Teilnehmer miteinander reden. Aufschlussreich kann auch eine Abschlussrunde sein zu dem Thema »was ich eigentlich sagen wollte und was mich nach der Gruppe wahrscheinlich noch beschäftigen wird«.

* Die Gruppe gerät ins Stocken, droht auseinanderzufallen: Wenn es über längere Zeit nicht gelingt, die Gruppe lebendig zu erhalten und alle nur noch frustriert sind, sollte jemand gesucht werden, der Gruppenerfahrung hat und helfen kann. Dies sollte aber nur geschehen, wenn die Gefahr der Auflösung wirklich besteht, da eine Gruppe, die für sich selbst Verantwortung übernimmt und gemeinsam Krisen überwindet, hiervon deutlich mehr profitiert.

Einige Gruppenregeln, die sich bewährt haben:

* Es spricht nur eine Person.
* Jeder Teilnehmer ist dafür selbst verantwortlich, was er in der Gruppe sagt und tut.
* Keiner kann die Gruppe verantwortlich machen, dass sie ihn im Stich gelassen hat, wenn er nicht zumindest andeutet, worum es in seinem Problem geht. Es darf aber niemand gezwungen werden, in seiner Selbstdarstellung weiter zu gehen, als es ihm im Moment guttut.
* Der Weg zur Hölle ist mit guten Ratschlägen gepflastert: Die Gruppe soll sich nicht auf die Problemlösung und auf gute Ratschläge konzentrieren, sondern auf die Mitteilung eigener Erfahrung und der Anteilnahme, soweit sie für die Probleme des

anderen vorhanden und relevant sind. Ratschläge bringen den, der sie gibt, in die Autoritätsrolle und schieben dem anderen die Rolle des hilflosen Patienten zu. In der Selbsthilfegruppe dient das Treffen dazu, einander zu helfen, *eigene* Entscheidungen zu finden.

* Ich-Botschaften geben: Sätze, die mit »man« oder »wir« beginnen, bergen die Gefahr der Verallgemeinerung und stellen die Eigenverantwortung in den Hintergrund. Es ist ein schwieriger Prozess, den zu lernen es sich lohnt, von sich selbst etwas mitzuteilen und sich nicht hinter allgemeinen Aussagen zu verstecken.

* Eine ganz entscheidende Grundregel in der Gruppe ist, direkt mit dem Teilnehmer, mit dem ich etwas klären will, Kontakt aufzunehmen, ihn direkt anzusprechen und ihn dabei auch anzublicken.

* Störungen haben Vorrang: Wenn Störungen bei einzelnen Gruppenmitgliedern entstehen, sollte dies den anderen umgehend offen und ehrlich mitgeteilt werden. Ansonsten besteht die Gefahr, dass sich Frust breitmacht, der Kontakt zur Gruppe verloren geht, diese sich entfremdet und letztlich in einem Klima des wachsenden Misstrauens auseinander fällt.

Dies sind einige Gruppenregeln, die im Wesentlichen gleichermaßen für therapeutisch geführte Gruppen gelten mit dem Unterschied, dass in diesen der Therapeut die Verantwortung übernimmt, dass in solchen Gruppen grundsätzlich alles erlaubt ist und die Grenzen und Formen der Kommunikation in der Verantwortung des Therapeuten stehen. Umso wichtiger ist es für Selbsthilfegruppen, sich der eigenen Gruppenregeln bewusst zu sein, um damit auch mit schwierigen Situationen umgehen zu können.

Typische Themenvorschläge für Gruppensitzungen könnten zum Beispiel sein:

* Gründe, Erwartungen und Ziele, die mich dazu bewegten, an der Gruppe teilzunehmen.
* Wie wirke ich nach außen durch Haltung und Kleidung? Möchte ich etwas an mir verändern?

* Wie gehe ich mit meinem Körper um? Kann ich mich entspannen?
* Wie ist meine Freizeitgestaltung? Wie könnte ich sie ändern?
* Was drücke ich mit meinem Essverhalten aus? Welche Gefühle befriedige ich damit? Wovor schütze ich mich durch mein Essverhalten? Welche anderen Möglichkeiten könnte ich für mich in Anspruch nehmen?
* Was bedeutet mir mein Arbeitsplatz und wie geht es mir an diesem?
* Wie gehe ich mit Menschen um, wie mit meinem Partner?
* Wie sieht mein eigenes Schlankheitsideal aus?

Bei der Themenwahl sind der Gruppe keine Grenzen gesetzt. Fantasie, Offenheit und Mut, auch heikle Themen anzuschneiden, sind das Salz in der Suppe.

5.2 Wie suche ich einen Therapeuten?

Wenn Sie vor der Entscheidung stehen, eine ambulante Psychotherapie anzutreten, werden Sie vor mehrere Fragen gestellt werden. Wir haben versucht, Ihnen dafür im Folgenden einen kurzen Leitfaden an die Hand zu geben.

5.2.1 Wird eine ambulante Psychotherapie von meiner Krankenkasse übernommen?

Zuerst müssen Sie feststellen, ob Ihre Krankenkasse eine ambulante Psychotherapie als medizinische Leistung übernimmt (das ist bei allen gesetzlichen Krankenkassen und den meisten privaten Versicherungen der Fall). Einzelne private Krankenversicherungen haben dagegen Psychotherapie in ihren Verträgen ausdrücklich ausgeschlossen oder eine Möglichkeit angeboten, diese abzuwählen.

Schauen Sie deshalb bitte zunächst in Ihrem Vertrag nach. Im Zweifelsfall ist eine kurze Rückfrage bei Ihrem zuständigen Sachbearbeiter sinnvoll. Oftmals ist dieser dann auch behilflich bei der Suche nach einem qualifizierten und von der Krankenkasse anerkannten Psychotherapeuten.

5.2.2 Woran erkenne ich einen qualifizierten und erfahrenen Therapeuten?

Die Vielfalt psychotherapeutischer Angebote und Qualifikationen ist für den Laien praktisch nicht überschaubar. Sie sollten daher über einige wichtige Dinge Bescheid wissen.

Seit der Einführung des Psychotherapeutengesetzes (1998) ist die Berufsbezeichnung »Psychotherapeut« gesetzlich geschützt. Dies hat den Vorteil, dass niedergelassene Psychotherapeuten, gleich ob es Ärzte oder Psychologen sind, zusätzlich zu ihrem Universitätsabschluss über eine qualifizierte Ausbildung verfügen müssen. Die Arbeit der niedergelassenen Ärzte und psychologischen Psychotherapeuten wird von den *Kassenärztlichen Vereinigungen* (KV) des jeweiligen Landes organisiert und reguliert.

Ambulante Psychotherapie wird sowohl von psychotherapeutisch tätigen *Diplom-Psychologen* als auch psychotherapeutisch tätigen *Ärzten* angeboten. Ärzte sind in der Regel durch eine Facharztausbildung qualifiziert als:

- Fachärzte für Psychotherapeutische Medizin
- Fachärzte für Psychiatrie und Psychotherapie (mit überwiegend psychotherapeutischer Ausrichtung der Praxis)
- oder Ärzte mit Zusatzbezeichnung »Psychotherapie« oder »Psychoanalyse«

Die psychotherapeutisch tätigen Psychologen stellen allerdings die zahlenmäßig weitaus größere Berufsgruppe im Bereich der ambulanten Psychotherapie dar. Sie sind als Psychologische Psychotherapeuten im Rahmen der Kassenärztlichen Vereinigungen niedergelassen. Ihre fachliche Ausrichtung erkennt man am Behandlungsschwerpunkt. Üblicherweise ist das entweder »Verhaltenstherapie« oder »Tiefenpsychologie« bzw. »Psychoanalyse«.

5.2.3 Welche Psychotherapieverfahren gibt es?

Folgende Psychotherapiemethoden sind als sog. »Richtlinienverfahren in der Psychotherapie« gesetzlich anerkannt und werden damit entsprechend auch von den Krankenkassen bezahlt (► Kap. 5.2.1):

* Verhaltenstherapie
* Tiefenpsychologische Therapie
* Psychoanalyse
* Kinder- und Jugendlichenpsychotherapie (verhaltenstherapeutisch oder tiefenpsychologisch ausgerichtet, bis 18 Jahre)

Alle über die Kassenärztliche Vereinigung niedergelassenen und psychotherapeutisch tätigen Ärzte oder Diplom-Psychologen arbeiten nach einem dieser Hauptverfahren. Gut vereinbar mit dem in der Klinik Roseneck vertretenen Konzept der verhaltenstherapeutischen Psychosomatik ist im ambulanten Bereich das Verfahren der Verhaltenstherapie.

5.2.4 Wie läuft eine ambulante Therapie organisatorisch ab?

Ambulante Therapie wird ganz überwiegend als *Einzeltherapie* in der Regel mit 50 Minuten pro Woche (in Ausnahmen auch öfter) angeboten. Man sitzt dabei dem Therapeuten im Gespräch gegenüber. In der Verhaltenstherapie werden auch Verhaltensübungen mit oder ohne therapeutische Begleitung durchgeführt.

> **Wichtig!**
>
> Sie haben immer die Möglichkeit, sich innerhalb von fünf Vorgesprächen mit dem Therapeuten zu entscheiden, ob Sie mit ihm eine längere ambulante Therapie beginnen wollen. Diese Vorgespräche werden üblicherweise von allen Krankenkassen unbürokratisch übernommen und bezahlt. Wenn sich danach eine ambulante Therapie als sinnvoll erweist, stellt der Therapeut einen schriftlichen Einzelantrag mit inhaltlicher Begründung und Darstellung des Therapieplans an Ihre zuständige Krankenkasse.
>
> Um eine sichere Entscheidung treffen zu können, kann es unter Umständen sinnvoll sein, zu zwei oder drei verschiedenen Psychotherapeuten Kontakt aufzunehmen. Hierbei geht es sowohl für Sie als auch für den Therapeuten darum festzustellen, ob eine gemeinsame Therapie für sinnvoll erachtet wird. Abzuklären sind dabei:
>
> * die Erfahrung des Therapeuten im Umgang mit Ihrem Problem,
> * seine Bereitschaft und Möglichkeit, mit Ihnen eine Therapie auch zum gewünschten Zeitpunkt zu beginnen,
> * Ihre Bereitschaft, sich in der Therapie zu öffnen (Motivation und Vertrauen zum Therapeuten)
> * und die Bereitschaft der Krankenkasse oder Krankenversicherung zur Kostenübernahme.

Gruppentherapeutische Angebote werden von niedergelassenen Psychotherapeuten dagegen nur selten ambulant angeboten. Solche Gruppentherapien stellen ambulant eher einzelne Beratungsstellen, z. B. für Essstörungen, zur Verfügung. Auch von Selbsthilfeorganisationen werden meist krankheits- oder symptombezogene Selbsthilfegruppen angeboten. Termine dafür werden häufig auf den Lokalseiten der örtlichen Tagespresse bekannt gegeben.

5.2.5   Wie finde ich einen Therapeuten in meiner Nähe?

Falls Sie einen *behandelnden Hausarzt* oder *Facharzt* haben, kann dieser Ihnen meist weiterhelfen, da er die örtlich bzw. regional tätigen Psychotherapeuten oft persönlich kennt. Eine alternative erste Anlaufstelle ist Ihre *Krankenkasse* bzw. *-versicherung*. Weitere Möglichkeiten bieten der Blick in das *örtliche Telefonbuch* unter folgenden Stichworten: Ärzte, Psychotherapie, Psychologie und psychologische Beratung, sowie ins Internet. Da dessen Fülle der Angebote praktisch nicht mehr überschaubar ist, haben wir für Sie einen kleinen Leitfaden für die Suche nach einem niedergelassenen Therapeuten erarbeitet.

Suche über das Internet

Der *Kassenärztliche Bundesverband* hat für die Patienten aller Bundesländer im Internet einen zentralen Zugang eingerichtet, über den Sie anhand einer Landkarte der Bundesrepublik und/oder einer alphabetischen Liste schnell und bequem auf jede der 23 bestehenden Kassenärztlichen Vereinigungen weitergeleitet werden. Dort finden Sie jeweils einen eigenen Arztsuchdienst für Ihre Region. Sie finden diesen Suchdienst auch unter www.kbv.de. Klicken Sie dort einfach auf der Landkarte auf das für Sie zutreffende Bundesland. Sie werden dann direkt z. B. auf die Internetseite der jeweils zuständigen Kassenärztlichen Vereinigung (z. B. KV Bayern = www.kvb.de) weitergeleitet.

Auf der sich öffnenden Schaltfläche müssen Sie die *Fachrichtung* wählen. Es stehen vier Möglichkeiten zur Auswahl:

*   Psychologischer Psychotherapeut (nur Psychologen)
*   Psychotherapeutische Medizin (nur Ärzte)
*   Psychotherapie (Ärzte und Psychologen)
*   Psychiatrie und Psychotherapie (nur Ärzte)

181

Nach Auswahl der Fachrichtung genügt die Eingabe der eigenen *Postleitzahl*, dann kann die Suche gestartet werden – gegebenenfalls unter allen vier angegebenen Fachrichtungen suchen. Es erscheint jeweils eine Liste mit den Adressen der niedergelassenen Ärzte oder Diplom-Psychologen. Auf Anklicken der Adresse erscheint ein Fenster mit genaueren Angaben zur Praxis inklusive Telefonnummer etc. und vereinzelt auch der Qualifikation der Ärzte oder Diplom-Psychologen.

Suche über Telefonberatung der Kassenärztlichen Vereinigungen

Für die Suche nach niedergelassenen ärztlichen oder psychologischen Psychotherapeuten in den einzelnen Bundesländern stehen die folgenden *Koordinationsstellen für die psychotherapeutische Versorgung* als Ansprechpartner zur Verfügung.

Koordinationsstellen für die psychotherapeutische Versorgung (Service-Nummern der Kassenärztlichen Vereinigungen)
   Bayern: 0921 / 78 77 65 40 41 – 0
   Baden-Württemberg: 0711 / 78 75 – 0
   Berlin: 030 / 3 10 03 – 0
   Brandenburg: 0331 / 28 68 – 0
   Bremen: 0421 / 34 04 – 0
   Hamburg: 040 / 2 28 02 – 0
   Hessen: 069 / 7 95 02 – 0
   Mecklenburg-Vorpommern: 0385 / 74 31 – 0
   Niedersachsen: 0511 / 3 80 – 03
   Nordrhein-Westfalen: 0211 / 59 70 – 0
   Rheinland-Pfalz: 06131 / 3 26 – 0
   Saarland: 0681 / 40 03 – 0

Über diese Koordinationsstellen haben Sie die Möglichkeit, mit einer genaueren Beschreibung Ihrer Vorstellung direkt an entsprechend qualifizierte Psychotherapeuten mit freien Therapieplätzen weitervermittelt zu werden.

5.3 Nützliche Adressen

Deutschland

Dick und Dünn e. V.
Beratungszentrum bei Essstörungen
Innsbrucker Straße 37
10825 Berlin
Tel. 030 / 854 49 94
Fax 030 / 854 84 42
E-Mail: info@dick-und-duenn-berlin.de
www.dick-und-duenn-berlin.de

NAKOS – Nationale Kontakt- und Informationsstelle zur Anregung
und Unterstützung von Selbsthilfegruppen (NAKOS)
Otto-Suhr-Allee 115
10585 Berlin-Charlottenburg
Tel. 030 / 31 01 89 60
Fax 030 / 31 01 89 70
E-Mail: selbsthilfe@nakos.de
www.nakos.de

Die Brücke e. V.
Beratungs- und Therapiezentrum e. V.
Walddörferstraße 337
22047 Hamburg
Tel. 040 / 668 36 37
www.bruecke-online.de

KISS Hamburg Geschäftsstelle
Kreuzweg 7
20099 Hamburg
Tel. 040 / 39 57 67
E-Mail: kiss@paritaet-hamburg.de
www.kiss-hh.de

Waage e. V.
Eimsbütteler Straße 53
22769 Hamburg
Tel. 040 / 491 49 41
E-Mail: info@waage-hh.de
www.waage-hh.de

HZE – Hamburger Zentrum für Essstörungstherapie e. V.
Bundesstraße 14
20146 Hamburg
Tel. 040 / 450 51 22
Fax 040 / 450 51 21
E-Mail: kontakt@hze-hamburg.de
www.hze-hamburg.de

Kabera e. V. – Beratung bei Essstörungen
Goethestraße 31
34119 Kassel
Tel. 0561 / 701 33 10
Fax 0561 / 701 33 22
E-Mail: info@kabera.de
www.kabera.de

Deutsche Arbeitsgemeinschaft Selbsthilfegruppen e. V.
Otto-Suhr-Allee 115
10585 Berlin-Charlottenburg
Tel. 030 / 893 40 14
verwaltung@dag-shg.de
www.dag-shg.de

FrauenLeben e. V.
Frauenberatungsstelle Köln
Venloer Straße 405–407
50823 Köln

Tel. 0221 / 954 16 61
Fax 0221 / 954 16 62

Frankfurter Zentrum für Ess-Störungen gGmbH
Hansaallee 18
60322 Frankfurt
Tel. 069 / 55 73 62
Fax 069 / 596 17 23
E-Mail: info@essstoerungen-frankfurt.de
www.essstoerungen-frankfurt.de

Frauen und Mädchen Gesundheitszentrum
Basler Straße 8
79100 Freiburg
Tel. 0761 / 202 15 90
Fax 0761 / 202 15 91
E-Mail info@fmgz-freiburg.de
www.fmgz-freiburg.de

CINDERELLA – Aktionskreis Ess- und Magersucht e.V.
Gaßnerstraße 17
80639 München (am Romanplatz)
Tel. 089 / 502 12 12
Fax 089 / 502 25 75
E-Mail: info@cinderella-beratung.de
www.cinderella-beratung.de

ANAD e. V. Versorgungszentrum Essstörungen
Poccistraße 5
80336 München
Tel. 089 / 219 97 30
Fax 089 / 219 97 323
E-Mail: kontakt@anad.de

ANAD e. V. Beratungsstelle Dachau
Hochstraße 27
85221 Dachau
Tel. 08131 / 33 90 70
E-Mail: beratungdachau@anad.de

Dick und Dünn Nürnberg e. V.
Fachberatung für Frauen mit Essstörungen
Kühnertsgasse 24
90402 Nürnberg
Tel. 0911 / 47 17 11
Fax 0911 / 461 03 05
E-Mail: kontakt@essstoerungen-mittelfranken.de
www.essstoerungen-mittelfranken.de

Österreich

Netzwerk Essstörungen
Templstraße 22
A-6020 Innsbruck
Tel. 0043 / (0) 512 / 57 60 26
Fax. 0043 / (0) 512 / 58 36 54
E-Mail info@netzwerk-essstoerungen.at
www.netzwerk-essstoerungen.at

6

Was Angehörige von Essgestörten beachten sollten

Bei Essstörungserkrankungen ist in der Regel die gesamte Familie vom Symptom mit betroffen – oft reagiert sie vehement mit Hilfsangeboten, Schuldgefühlen, Wut, Vorwürfen, Ohnmacht. Häufig kommt es in der Familie zu sehr frustrierenden Machtkämpfen, die die Betroffenen auf Symptomebene immer gewinnen werden.

Vorschläge zum Umgang miteinander in der Familie:

- Klares Beobachten – offenes Ansprechen der Problematik: Oft machen sich Familienmitglieder lange selbst etwas vor, entschuldigen pathologisches Essverhalten. Sinnvoll ist, »bewusst hinzu-

187

schauen«, d. h., das essgestörte Verhalten klar zu registrieren. Werden Mahlzeiten ausgelassen? Entschuldigt sich der/die Betroffene mit Unwohlgefühl, Magenschmerzen? Verschwindet ein Familienmitglied sofort nach dem Essen auf der Toilette, um kurze Zeit später etwas blass und erschöpft wirkend an den Tisch zurückzukehren? Werden kalorienhaltige Nahrungsmittel gemieden, auf dem Teller von einer Seite zur anderen geschoben? Es gibt viele Anzeichen, die klaren Signalcharakter an die Umgebung haben. Angehörige sollten ruhig Beobachtungen ansprechen. Hierbei ist es wichtig, die eigene Sorge mitzuteilen und keine Vorwürfe zu machen. Auch müssen Angehörige mit entsprechendem Widerstand von Seiten der Betroffenen und mit Verleugnungen rechnen, sollten sich hiervon aber nicht irre machen lassen.

* Professionelle Dienste statt guter Ratschläge: Da es sich bei Essstörungen um eine ernst zu nehmende Krankheit handelt, sollte die Familie Verantwortung abgeben und Hilfe von außen suchen. Hierzu kann professioneller Rat eingeholt werden, z. B. von Selbsthilfegruppen, Ärzten, Psychologen.

* Offenheit statt Koalitionen: Es ist wichtig, sich klar zu machen, dass eine (erfolgreiche) Therapie im eigenen familiären System nicht möglich ist. Entsprechende Bündnisse einzelner Familienmitglieder mit dem Betroffenen nach dem Motto »wir machen das schon, wir kriegen das schon hin« sollten tunlichst vermieden werden. Stattdessen sollte in der gesamten Familie offen über die Problematik gesprochen werden. Heimlichkeiten gehören zur Krankheit, und wenn Heimlichkeiten mit dem Betroffenen aufrechterhalten werden, wird die entsprechende Essstörung fortbestehen.

* Die Schuldfrage zu stellen und zu diskutieren ist frustrierend und sinnlos: In betroffenen Familien kommt es häufig zu gegenseitigen Schuldzuweisungen, z. B. an die Mutter, die in der Vergangenheit häufig Diäten versucht hat, oder an den abwesenden Vater etc. Schuldzuweisungen sind sinnlos und helfen niemandem, sie verschlechtern nur die familiäre Atmosphäre. Jeder sollte für sich selbst Verantwortung übernehmen, der/die Betroffene und auch die Angehörigen.

* Grenzen setzen: Sicher ist die Betroffene ein wichtiges Familienmitglied und durch die Krankheit gerät sie immer weiter hin den
Mittelpunkt der elterlichen und familiären Aufmerksamkeit.
Andere Familienmitglieder neigen dazu, sich zurückzunehmen,
Geschwister werden häufig vernachlässigt. Die Betroffene ist
natürlich wichtig, aber auch nicht wichtiger als jedes andere
Familienmitglied. Angehörige und Freunde sollten sehr auf ihre
eigenen Grenzen achten und diese auch klar mitteilen. Es ist sicher
sinnvoll, wenn sich auch Angehörige über die Erkrankung informieren und in der Familie offen über Hilfsmöglichkeiten und
entsprechende Anlaufpunkte gesprochen wird. Hilfe jedoch muss
sich die Betroffene selbst holen, eine entsprechende Motivation
kann ihr nicht abgenommen werden.

* Keine Bewertungen der äußeren Figur! Essgestörte bekommen zu
Beginn ihrer (zunächst noch nicht erkannten) Erkrankung von
ihrem familiären Umfeld oft positives Feedback, z. B. für Gewichtsabnahme. Oder es werden kritische Rückmeldungen zum
Hüftumfang oder ähnliches gegeben. Betroffene sind selbst hinsichtlich ihrer Figur sehr verunsichert, Gefühle des Eigenwertes
werden zunehmend weniger spürbar, stattdessen wird jede Form
von Kritik intensiv wahrgenommen. Auch während der Therapie-
zeit sollte in der Familie auf Bewertungen der äußeren Figur
verzichtet werden, da es in der Behandlung ja um das Wieder-
Spüren-Lernen innerer Bedürfnisse und das entsprechende Aus-
leben derselben geht.

* Krankheit entschuldigt nicht! In Essstörungsfamilien wird Fehl-
verhalten häufig mit dem Hinweis auf die Krankheit toleriert. So
isst eine Betroffene z. B. abends den Kühlschrank leer und lässt
damit für die anderen Familienmitglieder morgens nichts mehr
zum Frühstück übrig, was einerseits deren Wut und Hilflosigkeit
provoziert, andererseits aber dann doch zumeist mit der Diagnose
Bulimie entschuldigt wird. Auch wenn es im Verlauf von Essstörungserkrankungen immer wieder zu Kontrollverlusten kommt, so
heißt dies doch nicht, dass Betroffene nicht die Fähigkeit zur Kontrolle hätten. Die Familie sollte sich mit ihrem eigenen Umgang mit

Nahrungsmitteln auseinandersetzen, u. a. mit entsprechender Vorratshaltung. Sie sollte auch offen diskutieren, wie sie mit dem Überangebot unserer Gesellschaft an Nahrungsmitteln umgeht. Des Weiteren sollten Tabuzonen geklärt und der/die Betroffene entsprechend mit Grenzen konfrontiert werden.

* Geld: Der Umgang mit Geld ist für Betroffene häufig schwierig, weil Heißhungeranfälle entsprechend kosten. Geld außer der Reihe zuzustecken heißt, die Krankheit zu verstärken. Der Umgang mit Geld sollte klar sein, Grenzen sollten auch hier unbedingt eingehalten werden. Betroffene müssen lernen, für sich selbst Verantwortung zu übernehmen.

* Umgang mit Essen: Auch wenn es verführerisch ist, über Essen zu diskutieren, so ist dies doch in der Regel sinnlos. Beim Essen sollte jeder bei sich bleiben, auf die eigenen Bedürfnisse achten. Direkte Hilfe für andere sollte am Essenstisch unterbleiben. Störungen können offen im Sinne eines »Spiegelns« angesprochen werden, die Verantwortung bleibt auch hier bei den Betroffenen. Auch wenn vor allem Magersüchtige bei ihrer Umgebung Fütterungsverhalten provozieren, sollte das unterbleiben. Meist nehmen dabei nicht die Betroffenen zu, sondern das Umfeld. Ebenso sollten sich Angehörige klar werden, wo sie versuchen, mit Tricks die Betroffene zum Essen oder Nicht-Essen zu verführen. Jede Art von Fütterungsverhalten oder auch Tricksen ist zum Scheitern verurteilt und schafft nur weiteren Ärger: Klarheit statt Manipulieren! Da es häufig in der Familie zu Machtkämpfen kommt, in denen die Betroffene als mächtig erlebt wird, während sich die anderen ohnmächtig fühlen, sollten Angehörige versuchen, keine Machtkämpfe einzugehen, sondern klar zu bleiben. Je offener der Umgang miteinander in allen Bereichen ist, desto leichter kann der Weg aus der Essstörung beschritten werden. Auch hat das Prinzip Hoffnung wenig Sinn, in der Familie sollte die Realität gelebt werden.

* Konsequenzen: Immer wieder wird in der Wut eine Konsequenz angedroht, die dem Familienmitglied, der sie ausgesprochen hat, bereits kurze Zeit später leidtut. Stattdessen sollten Konsequen-

zen so gering wie möglich gehalten, dann aber auch eingehalten werden.

♦ Geduld: Essstörungen sind in der Regel langfristige Erkrankungen und entsprechende Verhaltensänderungen können nur in ganz kleinen Schritten erfolgen. Dies sollten sich Angehörige immer wieder klarmachen. Wenn der eigene Leidensdruck über die schwierige Situation zu groß wird, können sich Familienmitglieder eventuell selbst Hilfe und Entlastung suchen.

Literatur

American Psychiatric Association (2013) Diagnostic and statistical manual of mental disorders, 5th ed. rev. (DSM-5®). Washington DC: American Psychiatric Pub.

Battegay R (1982) Die Hungerkrankheiten. Die Unersättlichkeit als krankhaftes Phänomen. Huber: Bern/Stuttgart/Wien.

Bruch H (1980) Der Goldene Käfig. Das Rätsel der Magersucht. Fischer: Frankfurt/Main.

Bruch H (1990) Das verhungerte Selbst. Gespräche mit Magersüchtigen. Fischer, Frankfurt/Main. (Amerikanische Originalausgabe: Conversations with Anorexics. Basic Books, New York, 1988).

Bruch H (1992) Eßstörungen: Zur Psychologie und Therapie von Übergewicht und Magersucht. Fischer, Frankfurt/Main. (Amerikanische Originalausgabe: Eating Disorders, Obesity, Anorexia nervosa and the Person within. Basic Books, New York, 1973).

Burkhard A (2010) Achtsamkeit. Schattauer: Stuttgart.

Crisp AH (1980) Anorexia nervosa: Let me be. Academic Press, London.

Culbert KM, Racine SE, & Klump KL (2015) Research Review: What we have learned about the causes of eating disorders – a synthesis of sociocultural, psychological, and biological research. Journal of Child Psychology and Psychiatry, 56(11), 1141–1164.

De Zwaan M, Herpertz-Dahlmann B (2016) Essstörungen. In: Voderholzer U, Hohagen F (Hrsg.) Therapie psychischer Erkrankungen. State of the art. S. 301-313. München: Elsevier.

Diedrich A et al. (2018) Intensive Inpatient Treatment for Bulimia Nervosa: Statistical and Clinical Significance of Symptom Changes. Psychotherapy research, 28(2), 297–312.

Dilling H, Mombour W, Schmidt MH (1991) Internationale Klassifikation psychischer Störungen ICD-10. Huber: Bern.

Dittmer N et al. (2018) Specialized group intervention for compulsive exercise in inpatients with eating disorders: feasibility and preliminary outcomes. Journal of Eating Disorders, in press.

Dowling C (1990) Der Cinderella-Komplex. Die heimliche Angst der Frauen vor Unabhängigkeit. Fischer: Frankfurt.

Exner et al. Leptin supresses semi-starvation induced hyperactivity in rats: implications for anorexia nervosa. Molecular Psychiatry 2000; 5: 476–481.

Fairburn ChG (1985) Cognitive-Behavioral Treatment for Bulimia. In: Garner DM, Garfinkel PE (Hrsg.) Handbook of Psychotherapy for Anorexia Nervosa and Bulimia. Guilford Press: London/New York.

Falkal, P., Wittchen, H. (Hrsg.) (2015) Diagnostisches und Statistisches Manual Psychischer Störungen DSM-5. Hogrefe Verlag: Göttingen.

Farstad, S. M., McGeown, L. M., & von Ranson, K. M. (2016). Eating disorders and personality, 2004–2016: A systematic review and meta-analysis. Clinical Psychology Review, 46, 91–105.

Fichter MM, Chlond C (1988) Hypertrophe Osteoarthropathie bei Bulimia nervosa mit chronischer Intoxikation mit Laxantien. Nervenarzt 59: 244–247.

Fichter MM, Meermann R (1981) Zur Psychopathometrie der Anorexia nervosa. In Meermann R (Hrsg.) Anorexia nervosa. Ursachen und Behandlung, 17–31. Enke: Stuttgart.

Fichter MM, Pirke KM, Holsboer F (1986) Weight loss causes neuroendocrine disturbances. Experimental study in healthy starving subjects. Psychiatric Research 17: 61.

Fichter MM, Pirke KM, Lund P (1982) Behavior, Attitude, Nutrition and Endocrinology in Anorexia nervosa. A Longitudinal Study in 24 Patients. Acta Psychiat Scand 66: 429–444.

Fichter MM, Quadflieg N, Rief W (1992) The German Longitudinal Bulimia Nervosa Study I. In: Herzog W, Deter H-C, Vandereycken W (Hrsg.) The course of eating disorders. Springer: Berlin.

Fumi M, Naab S, Voderholzer U (2018) Diagnostik und Therapie von Essstörungen. MMW-Fortschritte der Medizin, 538, 62–68.

Garner DM, Garfinkel PE (1984) Handbook of Psychotherapy for Anorexia Nervosa and Bulimia. Guilford Press: New York.

Gerlinghoff M (1985) Magersüchtig: Eine Therapeutin und Betroffene berichten. Piper: München.

Gerlinghoff M, Backmund H (1989) Magersucht: Anstöße für eine Krankheitsbewältigung. Trias: Stuttgart.

Gerlinghoff M, Backmund H, Mai N (1988) Magersucht. Auseinandersetzung mit einer Krankheit. Psychologie, München.

Göckel R (1988) Esssucht oder die Scheu vor dem Leben. Eine exemplarische Therapie. Rororo: Reinbek bei Hamburg.

Goenka SN (2002) Meditation Now – Inner Peace trough Inner Wisdom. Vipassana Research Institute Seattle 2002.

Graf A (1985) Die Suppenkasperin. Geschichte einer Magersucht. Fischer: Frankfurt/Main.

Greetfeld M, Cuntz U, Voderholzer U (2015) Einsatz von Psychopharmaka bei Anorexia Nervosa und Bulimia Nervosa: Literaturübersicht, Erfahrungen aus der Praxis und Empfehlungen für den Kliniker. Neuro Aktuell.

Gull WW (1874) Anorexia Nervosa (Apepsia Hysterica, Anorexia Hysterica). Trans Clinc Soc London 7: 22–28.

Halmi KA (1985) Behavioral management for anorexia nervosa. In: Garner DM, Garfinkel PE (Hrsg.) Handbook of psychotherapy for anorexia nervosa and bulimia. Guilford: New York, S. 213–239.

Herpertz S et al. (2011) S3-Leitlinie Diagnostik und Behandlung der Essstörungen. Springer, Berlin.

Herpertz-Dahlmann B et al. (2014) Day-patient treatment after short inpatient care versus continued inpatient treatment in adolescents with anorexia nervosa (ANDI): a multicentre, randomised, open-label, non-inferiority trial. The Lancet, 383(9924), 1222–1229.

Hsu LKG (1980) Outcome of anorexia nervosa: A review of the literature (1954 to 1978). Arch General Psychiatry 37(9): 1041–1046.

I Ging (1989) Das Buch der Wandlungen. Diederichs Verlag.

Kabat-Zinn J (2004) Achtsamkeitsbasierte Interventionen im Kontext. In: Heidenreich T, Michalak J (eds). Achtsamkeit und Akzeptanz in der Psychotherapie. Ein Handbuch. Tübingen: dgvt. S. 103–138.

Kafka F (1965) Der Hungerkünstler. In: Gesammelte Erzählungen. Fischer: Frankfurt, S. 255–268.

Karren U (1986) Die Psychologie der Magersucht. Erklärung und Behandlung von Anorexia nervosa. Huber: Bern.

Kiss A, Abarti ThA, Bergmann H, et al. (1988) Störung der Magenentleerung bei Anorexia nervosa. Zeitschrift für Gastroenterologie 26: 25–26.

Klessmann E, Klessmann HA (1988) Heiliges Fasten, heilloses Fressen. Die Angst der Magersüchtigen vor dem Mittelmaß. Huber: Bern.

Krishnamurti J (2010) Das Wesentliche ist einfach. Herder: Freiburg.

Langlotz-Weis M (1986) Ratgeber bei Eßstörungen. Lambertus: Freiburg.

Langsdorf M (1985) Die heimliche Sucht, unheimlich zu essen. Fischer: Frankfurt/Main.

Lasègue EC (1873) De l'anorexie hystérique. Arch Gen Med 385 ff. (Reprint in: Kaufman WR, Heiman M (Hrsg.) 1964: Evolution of psychosomatic concepts. Anorexia nervosa. Aparadigma. Int Univ Press, New York, 141–155.

Linardon J et al. (2017) The empirical status of the third-wave behaviour therapies for the treatment of eating disorders: A systematic review. Clinical psychology review.

Long B (2007) Meditation. Kamphausen.

MacLeod S (1986) Hunger, meine einzige Waffe. Knaur: München.

Mader P, Ness L (1987) Bewältigung gestörten Essverhaltens. Norlag: Hamburg.

Mahoney MJ, Mahoney BK (1976) Permanent Weight Control: A Total Solution to the Dieter's Dilemma. W.W. Norton: New York.

Manstetten R (2007) ›Gelassenheit‹. Selbstwahrnehmung und Achtsamkeit bei Meister Eckhart. In: Anderssen-Reister U (Hrsg.) Achtsamkeit in Psychotherapie und Psychosomatik. Schattauer: Stuttgart.

Mayerhausen VW (1988) Dermatologische Aspekte bei Anorexia nervosa und Bulimia. Habilitationsschrift der Medizinischen Fakultät der Techn. Univ. München, Dermatologie (Prof. Dr. Dr. S. Borelli).

Meermann R, Vandereycken W (1987) Therapie der Magersucht und Bulimia nervosa. de Gruyter: Berlin.

Meichenbaum D (1964) Cognitive-Behavior Modification. Plenum Press: New York.

Mikschl S et al. (2016) Functions of Eating Disorders Symptoms – Results of an In-Patients Study. Verhaltenstherapie, 26, 159–169.

Milz H (1994) Der wiederentdeckte Körper. DTV: München.

Minuchin S, Rosman BL, Baker L (1978) Psychosomatic Families. Anorexia in Context. Harvard University Press: Cambridge Mass.

Mitchell JE, Pomeroy C, Seppala M, Huber M (1988) Pseudo-Bartter's syndrome, diuretic abuse, idiopathic edema and eating disorders. International Journal of Eating Disorders 7(23): 225–237.

Naab S et al. (2013) Effectiveness of a multimodal inpatient treatment for adolescents with anorexia nervosa in comparison with adults – An analysis of a specialized inpatient setting. Eating und Weight disorders, 18, 167–173.

Naumann E et al. (2014) On the role of sadness in the psychopathology of anorexia nervosa. Psychiatry Research, 215, 711–717.

Naumann E et al. (2015) Spontaneous Emotion Regulation in Anorexia and Bulimia Nervosa. Cognitive Therapy and Research, special issue, 40(3), 304–313.

Naumann E et al. (2016) Effects of emotional acceptance and rumination on media-induced body dissatisfaction in anorexia and bulimia nervosa. J Psychiatric Research, 82, 119-125.

Orbach S (1981) Anti-Diätbuch I. Frauenoffensive, München.

Orbach S (1982) Fat is a Feminist Issue II. Berkley Books: New York.

Orbach S (1984) Anti-Diätbuch II. Frauenoffensive, München.

Orbach S (1985) Accepting the Symptom: A Feminist Psychoanalytic Treatment of Anorexia Nervosa. In: Garner DM, Garfinkel PE (Hrsg.) Handbook of Psychotherapy for Anorexia Nervosa and Bulimia. Guilford Press: London/ New York.

Palikanon (1995) Neumann »Die Reden des Buddha«. Bayerlein.

Paul T, Jacobi C (1989) Verhaltenstherapeutische Maßnahmen bei Essstörungen. In: Hand I, Wittchen HU (Hrsg.) Verhaltenstherapie in der Medizin. Springer: Berlin, S. 327–347.

Prospective Studies Collaboration, Whitlock G, Lewington S, Sherliker P, Clarke R, Emberson J, Halsey J, Qizilbash N, Collins R, Peto R. Body-mass index and cause-specific mortality in 900 000 adults: collaborative analyses of 57 prospective studies. Lancet 2009; 373: 1083–1096

Russell GFM (1979) Bulimia nervosa. An Ominous Variant of Anorexia Nervosa. Psychol Med 9: 429–448.

Schlegl S et al. (2014) Specialized inpatient treatment for adult anorexia nervosa: effectiveness and clinical significance of changes. BMC Psychiatry, 14, 258.

Schlegl S et al. (2016) Inpatient treatment for adolescents with anorexia nervosa: clinical significance and predictors of treatment outcome. European Eating Disorders Review, 24, 214–222.

Schlegl S et al. (2018) Self-reported quantity, compulsiveness and motives of exercise in patients with eating disorders and healthy controls: Differences and similarities. Journal of Eating Disorders, in press.

Schmitz B, Ecker D, Hofmann C (1991) Stationäre Gruppentherapie bei Patientinnen mit Anorexia und Bulimia nervosa. Verhaltensther und psychosoz Praxis 23(1): 19–37.

Schneider-Henn K (1988) Die hungrigen Töchter. Essstörungen bei jungen Mädchen. Kösel: München.

Segal Z et al. (2004) Die achtsamkeitsbasierte kognitive Therapie der Depression.

Selvini-Palazzoli M (1984) Magersucht. Klett-Cotta: Stuttgart.

Slade PD (1988) Body image in anorexia nervosa. British Journal of Psychiatry 153(suppl. 2): 20–22.

Smith A (1981) Goal attainment scaling. In: Mc Reynolds P (Hrsg.) Advances in psychological assessment, Vol. 5, San Francisco: Jossey Bass, S. 424–459.

Spalding KL , Arner E, Westermark PO, Bernard S, Buchholz BA, Bergmann O, Blomqvist L, Hoffstedt J, Näslund E, Britton T, Concha H, Hassan M, Rydén M, Frisén J, Arner P (2008) Dynamics of fat cell turnover in humans. Nature. Jun 5; 453(7196): 783–787.

Spitzer RL et al. (1991) Binge-eating disorder: To be or not to be in DSM-IV? International Journal of Eating Disorders 10: 627–630.

Stierlin H (1975) Eltern und Kinder im Prozess der Ablösung. Suhrkamp: Frankfurt/Main.

Theander S (1970) Anorexia nervosa: A psychiatric investigation of 44 female cases. Acta Psychiat Scand 214: 1–194.

Theander S (1983) Research on outcome and prognosis of anorexia nervosa and some results from a swedish long-term study. Int J Eating Disorders 2: 167–174.

Thich Nhat Hanh (1996) Wie Siddharta zum Buddha wurde. Thesens Verlag.

Tisdale SW (2008) Die achtsamkeitsbasierte kognitive Therapie der Depression. DGVT-Verlag: Tübingen.

Trace SE et al. (2013) The genetics of eating disorders. Annual review of clinical psychology, 9, 589–620.

Ullrich de Muynck R, Ullrich R (1977) Einübung von Selbstvertrauen und sozialer Kompetenz. Pfeiffer: München.

Vandereycken W (1989) Körperschemastörungen und ihre Relevanz für die Behandlung der Bulimia. In: Fichter MM (Hrsg.) Bulimia nervosa. Enke: Stuttgart.

Vandereycken W, van Deth R, Meermann R (1990) Hungerkünstler, Fastenwunder, Magersucht. Eine Kulturgeschichte der Essstörungen. Biermann: Zülpich.

Voderholzer U, Witte S, Schlegl S, Koch S, Cuntz U, Schwartz C (2015). Association between depressive symptoms and weight as well as treatment outcome in a very large anorexia nervosa sample. Eating and Weight Disorders, 21: 127–131.

Voderholzer U, Cuntz U, Schlegl S (2012) Essstörungen: Stand der Forschung – Künftige Herausforderungen. Der Nervenarzt, 83(11), 1458–1467.

Voderholzer U, Fichter M (2014) Q6.1 Anorektische und bulimische Essstörungen. In: Krück F et al.: Therapie-Handbuch 5. Auflage, Elsevier, Urban & Fischer-Verlag, München.

Voderholzer U, Naab S, Greetfeld M (2016) Das sind die Warnsignale einer Anorexia nervosa. MMW-Fortschritte der Medizin, 158(2), 39-43.

Weiss L, Katzman M, Wolchik S (1988) Bulimie. Ein Behandlungsplan. Huber: Bern. (Amerikanische Originalausgabe: Treating Bulimia. A Psychoeducational Approach. Pergamon: New York, 1985).

Wise K (1992) Wenn Essen zum Zwang wird. Wege aus der Bulimie. PAL-Verlag: Mannheim.

Zaitsoff S et al. (2015) The role of the therapeutic alliance in eating disorder treatment outcomes: a systematic review. Eating disorders, 23(2), 99–114.

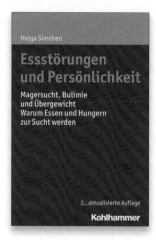

Helga Simchen

Essstörungen und Persönlichkeit

Magersucht, Bulimie und Übergewicht – Warum Essen und Hungern zur Sucht werden

2., aktual. Auflage 2016
215 Seiten mit 25 Abb. und 3 Tab. Kart.
€ 29,–
ISBN 978-3-17-029306-9

Viele Ärzte und Psychologen haben Essstörungen bisher zumeist als eine Folge von Beziehungsstörungen oder schweren, psychisch belastenden Ereignissen in der Kindheit angesehen. Inzwischen zeigt die Forschung jedoch, dass diese Sichtweise überholt ist. Tatsächlich sind Essstörungen mit Krankheitswert – die zumeist auf einer genetisch bedingten und somit vererbten Persönlichkeitsvariante beruhen – in aller Regel frustbedingte, automatisch ablaufende Fehlreaktionen, die dem Abreagieren unerträglicher Wahrnehmungs- und Gefühlszustände dienen und die sich über Jahre hinweg zu einem zwanghaften Suchtverhalten entwickeln. Die Autorin erläutert die Ursachen und Behandlungsmöglichkeiten von Kindern und Jugendlichen mit Magersucht, Bulimie und Adipositas fachlich versiert und anschaulich. Dabei geht sie auch dem Zusammenhang von AD(H)S und Essstörungen nach.

Leseproben und weitere Informationen unter www.kohlhammer.de

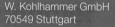
W. Kohlhammer GmbH
70549 Stuttgart

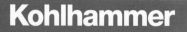

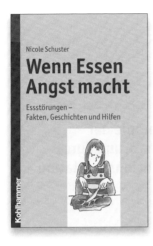

Nicole Schuster

Wenn Essen Angst macht

Essstörungen – Fakten, Geschichten und Hilfen

2011. 236 Seiten. Kart.
€ 24,90
ISBN 978-3-17-021616-7

Der Umgang mit Nahrungsmitteln kann außer Kontrolle geraten. Für manche Patienten wird Hungern zur Sucht, andere können nicht mehr aufhören zu essen. Bulimiker übergeben sich nach dem Essen, Orthorektiker wollen sich ausschließlich gesund ernähren. Gegliedert ist dieses Fachbuch nach Symptomen, die bei einem gestörten Essverhalten auftreten können. Neben kurzen Erzählungen und Interviews mit Betroffenen bestehen die einzelnen Kapitel aus einer sachlichen Darstellung der Symptomatik, Experteninterviews, Erklärungen für Angehörige sowie Anleitungen zur Überwindung von Essstörungen. Das Buch erlaubt es Außenstehenden, Einblicke in die Gedankenwelt der Patienten zu erhalten. Menschen mit Essstörungen lernen mit den praktischen Tipps unter „Schritte hinaus aus der Essstörung", wie sie an ihrer Genesung arbeiten können.

auch als
EBOOK

Leseproben und weitere Informationen unter www.kohlhammer.de

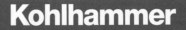

W. Kohlhammer GmbH
70549 Stuttgart

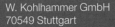

Kohlhammer

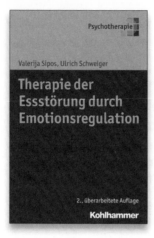
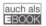
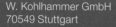
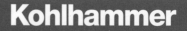